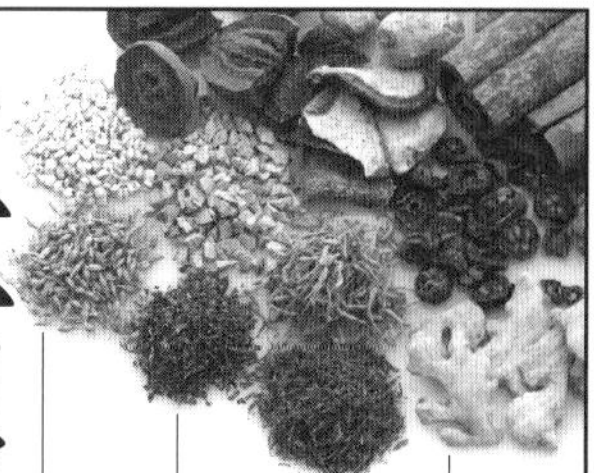

生活習慣病の漢方内科クリニック

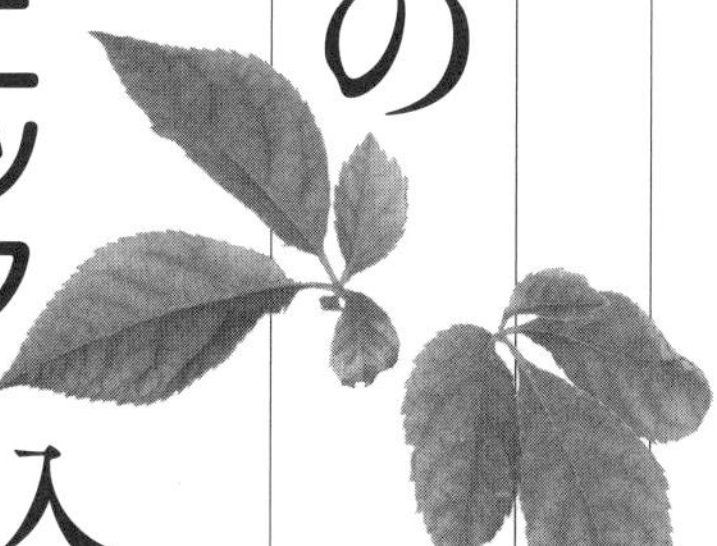

高血圧・糖尿病・肥満から狭心症・脳卒中・痛風・喘息まで

入江祥史

創元社

目次

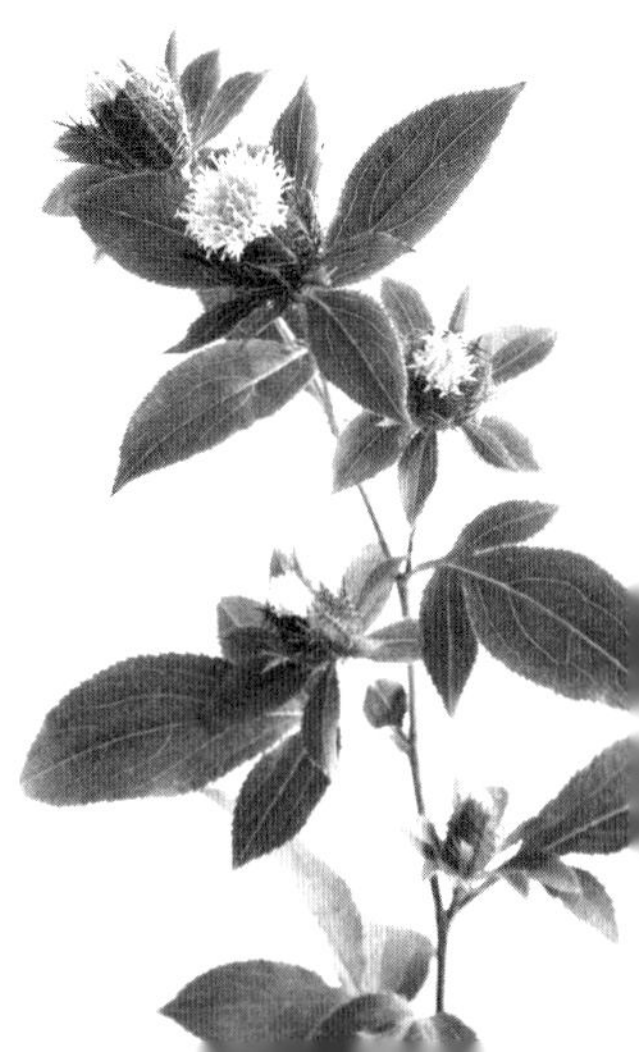

第三章 糖尿病の漢方内科治療

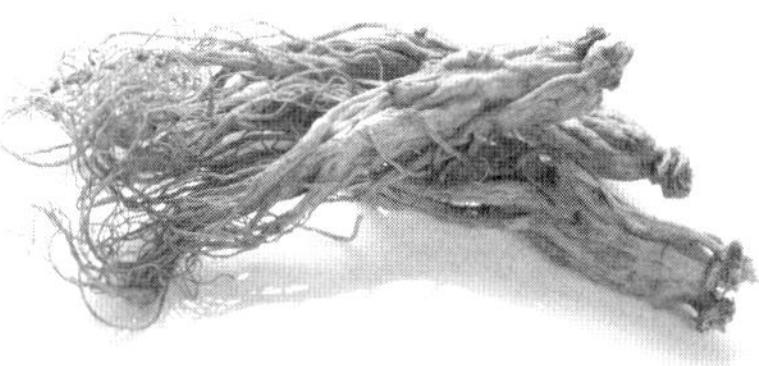

装丁　濱崎実幸

はじめに――生活習慣病を漢方で治す

「健康診断で血圧が高いと言われました。何とか下げたいんですが、よい漢方薬はありませんか」毎日必ず、最低一人はこんな人に出会います。

私は漢方医・内科医です。一般の内科診療のかたわら、あるいは一般内科診療に組み入れた形で、漢方という日本の伝統医学、日本独特の医療を行っています。

漢方とは何か、漢方薬とは何か、現代の西洋医学とはどう違うのか、について、詳しいことは、前著『はじめての漢方医学』『治りにくい病気の漢方治療』で述べていますので、ここではあまり深く触れませんが、とにかく日本伝統医学独自のスタイルで患者さんを診察し、漢方薬という治療手段を使って、さまざまな病気の人を治療しています。

さて、毎日漢方診療をやっていますと、冒頭のような人のほかにも、

「コレステロールを漢方で下げたい」

「漢方で糖尿病を治したい」

「メタボに効く漢方薬を飲んでみたい」

という依頼が非常に多いのです。

よく、

「私、二か月前から漢方を飲んでいます」

「かぜに効く漢方は、葛根湯（かっこんとう）だよね」

というような使い方をする人がいますが、これは間違いです。正しくは漢方薬と言わねばなりません。漢方という医学で用いる治療薬が漢方薬です。

さて、漢方は、患者さんの病状をみて、薬を処方して調合して飲ませることだと思われがちですが、それだけが能ではありません。本来は患者さんの平素の体質、暮らしの様子などをみたり聞いたりして、その情報を非常に重視します。

生活習慣病とは

生活習慣病という言葉はよく耳にしますが、私はあまり好きな言葉ではありません。なぜかはあとでお話しすることにして、まず生活習慣病とは何でしょうか。

生活習慣病とは、一九九〇年代ごろに登場した言葉です。厚生労働省（当時は厚生省）によると、「食習慣、運動習慣、休養、喫煙、飲酒等の生活習慣が、その発症・進行に関与する疾患群」のことを指しており、次のような病気が含まれるとされています。

(1)食習慣に関するもの……インスリン非依存型糖尿病（いわゆる2型糖尿病）、肥満、高脂血症

（家族性のものを除く）、高尿酸血症、循環器病（先天性のものを除く）、大腸がん（家族性のものを除く）、歯周病など

⑵運動習慣に関するもの……インスリン非依存型糖尿病、肥満、高脂血症（家族性のものを除く）、高血圧症など

⑶喫煙に関するもの……肺扁平上皮がん、循環器病（先天性のものを除く）、慢性気管支炎、肺気腫、歯周病など

⑷飲酒に関するもの……アルコール性肝疾患など

これをみていますと、以前「成人病」と呼ばれた病気が多く含まれていることに気づくでしょう。確かにこれらは「生活習慣が関与する疾患群」であって、これまでに行われてきた数多くの研究により証明されてきたことなのですが、しかし次のような誤解と偏見とがつきまとうのです。

生活習慣さえ整えればかからないのか
生活習慣が悪いからかかったのか
生活習慣はきちんとしているつもりなのに……

だから、私はあまり好きな言葉ではないと先に書いたのです。ただし、概念としてはそういう生活習慣の関与が深いものですから、医学的には正しい表現です。

生活習慣病にならないためには、したがって、生活習慣を整えることが最善の予防策であることには違いありません。あるいは生活習慣病になってしまった場合にも、その治療と並行して、あるいは治療に先んじて、生活習慣を整えることがそれでもなお大切であることは、知っておいてください。

生活習慣病と内科と漢方

最初にも書きましたが、私は一般の内科診療と漢方とを併用して診療しています。これらは西洋医学、東洋医学という、まったく異なる医学をもとにしているので、患者さんのみかた、病気というものの考え方、治療法など、すべてに渡って違いがあります。大雑把に言うと、内科・西洋医学は分析的にみるのに対し、漢方は大局的にみます。西洋医学は病気の原因を細かく追いかけ、それをピンポイントで狙うような薬を用いて治療するような医学で、漢方はあくまで患者さんその人がどういう状態にあるか、という点を常に考え、病気の原因も考えはしますけれども、西洋医学ほど深く追求しません。

しかし、どちらの医学も患者さんを健康にし、病気を治そうという点では同じ理想を持っています。ですから、山登りにたとえますと、治癒というのが山頂だとすると、西洋医学も漢方も同じ目標を目指すことになります。しかし、登るルートが違うのです。あるいは、漢方では少しでも楽な道を選んで歩いていくだけなのに対し、西洋医学ではヘリコプターで一気に頂上を目指すのかもしれません。

西洋医学と漢方というのは、相反するようなもの同士であっても、それぞれ足りない部分というのはあります。西洋医学のほうが圧倒的に「強い」医学なのですが、分析的になりすぎて、「木を見て森を見ず」のような状態になることもあります。また、強すぎるために、手術は成功してがんは完全に切除したけれども患者さんは亡くなった、という本末転倒のようなことだってあるのです。あるいは、大枠では快方に向かっても、小さな点ではかゆいところに手が届かないような事態もあります。抗がん剤でがんを叩くと、がんは縮小しますが、食欲が大幅に削がれて、髪の毛も抜けるなどということもあります。このようなときに、比較的「弱い」漢方が出番となることが多いように思います。

つまり、西洋医学と漢方というのは、概念は違うけれども、併用すればよいのです。むしろ併用に向いていると思います。ファーストラインは現代西洋医学で行き、漢方でそれをカバーする、というのが、現時点で最もうまい併用の仕方だろうと思います。

生活習慣病に対しても同様です。

この時代における書籍の意味

最近は、健康に関する人々の関心はとても強く、病気に対する患者さんの知識も以前より相当増えています。誰もがインターネットを通じて豊富な情報にアプローチできるためですが、しかし実際に話をうかがってみると、何だかとても理解に偏りがある人が多いのです。部分的には詳しく知っているが、必要な情報がすっぽりと抜けている場合も往々にしてあります。

情報というものは、そもそも必要なものをうまく利用するべきもので、何も考えずに鵜呑みにしていれば、それこそ洪水のように押し寄せてくると感じられるでしょう。不要な情報もあれば、間違った情報もたくさんあります。また、人は、自分に都合のよい情報を増幅してため込み、都合の悪い情報には耳を貸さない傾向がありますから、正しい情報を仕入れていても、仕入れ方によっては、非常に偏った理解になってしまうこともあります。比較的短い時間と労力を用いて、ある程度まんべんなく、ひと通りを体系的に正しく理解するためには、書籍という手段は一番ふさわしいと私は思っています。

この本では、書籍というスタイルを活かし、生活習慣病の漢方治療を受けるのに必要な知識を偏りなく、しかも効果的に得られるようにご紹介しています。現代医学と漢方の両方の視点から書いていますので、どちらがよいとか悪いとかではなく、それぞれの長所・欠点を公平に述べたつもりです。前著の『はじめての漢方医学』『治りにくい病気の漢方治療』と併せてお読みいただくと、より理解が深まることと思います。

第一章　高血圧の漢方内科治療

高血圧とはどういう病気か

高血圧は、文字通り「血圧が高い」という状態です。

そもそも血圧は、誰にでもあるものです。心臓から血液が駆出されるために生じるものです。心臓はご存じの通りポンプとして機能し、全身の静脈から戻ってきた二酸化炭素でいっぱいになった血液を「右心房」で受け、この血液は「右心室」から「肺動脈」で肺へ送られます。肺で十分酸素をもらった血液を「左心房」で受け、この血液は「左心室」から「大動脈」で全身へ送られます。心臓がポンプとして血液を循環させるからこそ、私たちは生きていけるのです。この心臓のポンプがぎゅっと縮んで血液を全身へ送り出したとき（収縮期と言う）に動脈にかかる圧力が「収縮期血圧」（最高血圧のこと）で、ポンプが拡張して心臓に血液が最高にたまったとき（拡張期と言う）に動脈にかかる圧力が「拡張期血圧」（最低血圧のこと）です。

血圧は、たとえば寝ているときには低く、激しい運動をしているときには高くなるのが普通です。これは、心臓が身体の要求に応じて、全身へ血液をどんどん供給していることの証です。こういう血圧の変動は、身体のまったく正常な反応です。しかし運動をやめると、普通ならば血圧は下がります。運動をしていないとき、安静にしているときにも血圧が高いままなのは、これは異常です。こういう状態を高血圧と言います。

その血圧ですが、腕に血圧計マンシェットという帯のようなものを巻いて測定します。着脱するたびにマジックテープがバリバリと音を立てる、あれです。たとえば「上が一一〇、下が七〇」などと言います。「上」とは収縮期血圧、「下」とは拡張期血圧を意味しているのですが、診察室で測定した場合[*1]、収縮期血圧が一四〇mmHg以上または拡張期最低血圧九〇mmHg以上が常に続く状態を、医学的に高血圧と定義しています（日本高血圧学会による）。要は、高血圧というのは血圧が異常に高すぎる状態のことです。

現在、高血圧である人は、どれくらいいるのでしょうか。平成二六年国民健康・栄養調査によると、血圧は年齢とともに上がり、男性のほうが女性よりも高い傾向にありますが、ざっとみて高血圧の人が人口の三分の一ほどいることがわかります。これは、治療中の人も含んだ数字ですので、実際にはもっと多くの人が高血圧なのです。

高血圧はサイレント・キラー（沈黙の殺し屋）

高血圧かどうかは、血圧を測定しないとわかりません。つまり、特にこれと言った症状がないのです。だから、「痛くもかゆくもないのに、血圧が高いとなぜ問題になるんだろう」と思う人があとを絶ちません。

＊1　家庭で測った家庭血圧というものもあります。診察室と違い普段の生活の場で測った血圧ですから、精神的緊張がかかっていないため、こちらのほうが正確な血圧だとも考えられています。

健康診断などで「血圧が高いので気をつけましょう」と言われ、血圧を下げるために食事では塩分を控えるように、定期的に運動をするように、などと指導されますが、そもそも血圧が高いのはいけないことなのか、高血圧だと何か困ることがあるのか、何のために血圧を下げないといけないのか、ということが理解されなければ、なぜしんどい思いをして運動をしたり、塩味の利いたおいしい食事を避けたりしなければいけないのかが、わかりません。ここが一番の疑問点ではないかと思います。

高血圧で困ること、それは、高血圧が脳卒中や心疾患を起こす主な原因となるからです。これらの病気の半数以上は高血圧の人だという報告があります。脳卒中（脳梗塞・脳出血）、心筋梗塞などは、急な頭痛・胸痛、麻痺、呼吸困難、意識消失などを伴い、死亡率も高い病気です。高血圧そのもので死ぬことはまずありませんが、高血圧を放置すると、何年もかけてそういう恐ろしい病気になりかねないのです。特にこれと言った症状がない高血圧でも、やがてその人の命を奪ってしまうので、サイレント・キラーとも呼ばれています。高血圧が原因で亡くなる人は、わが国で年間一〇万人にのぼるものと算出されています。

ほかにも、高血圧を放置することで起こる病気はいくつもあります。腎臓は血流豊富な臓器で、血液を濾過（ろか）する働きがあります。ここで血液中の老廃物を尿として濾し出し、体外へ捨てるわけです。高血圧が続くと、腎臓に絶えず余計な圧がかかりますので、腎臓の働きが低下することがわかっています。腎臓の働きが低下し続けると、やがては腎不全になり、これも放置すれば命に関わりますから、人工透析や腎移植という治療が必要になってきます。また、高血圧を放置すると、脳の血管にも余計な圧がかかりますので、認知症を発症しやすくなることもよく知られています。

以上のように、高血圧を放置すると、致命的ないくつかの病気にかかりやすくなることが知られていますので、これらの病気を予防するために、血圧をよい状態にコントロールする必要があるのです。

高血圧はいくつもの病気からなる「症候群」

高血圧というのは、さまざまな病気を、ただ「血圧が高い」という共通項でひとくくりしただけですから、いろんな病気が高血圧をきたすことになります。

高血圧の原因となる病気のうち、明らかになっているものは、実はわずかしかありません。高血圧の九割前後は原因不明だけれども、ただ単に血圧が高いというもので、これは**本態性高血圧**と呼ばれています。これに対し、明確な原因があって、二次的に血圧が上がってくるものを**二次性高血圧**と言います。つまり、原因のわかっている高血圧は全体の一～二割程度ということです。高血圧の診断と治療にあたっては、まずこれらの二次性高血圧をみつけることからはじまります。

二次性高血圧には、腎実質性高血圧、腎血管性高血圧といった腎臓の病気によるもの、原発性アルドステロン症、クッシング症候群、褐色細胞腫といった腫瘍によるもの（それぞれ血圧を上げるホルモンを過剰に産生する）、甲状腺機能亢進症によるもの、大動脈炎症候群、大動脈縮窄症などによるものが知られています。これらは、血液検査、超音波検査などでわかることが多く、逆に言うと、本態性高血圧は、これらの検査では特に異常を認めないものです（注：本態性高血圧でも、放置していればいろんな検査で異常な結果をきたしてくることはあります）。

では、本態性高血圧は「原因不明」だから、防ぐ手立てはないのでしょうか。

高血圧の現代医学的メカニズム

本態性高血圧の原因は不明と書きましたが、勘違いされてはいけません。原因がないわけではないのです。血圧を上げる原因は必ずあります。しかし、明らかになっていないというだけのことです。先にも書きましたように、高血圧は「症候群」ですから、いろんな病気が混じっているわけです。いろんな原因があるわけですが、「これだ」という絶対的なものがまだまだ知られていないというのです。しかし、まったく手がかりがないわけではありません。

ひとつは、高血圧は遺伝しやすいということがあります。両親とも血圧に異常がなければ、子が高血圧になる確率は数パーセントと言われているのに対し、親のうちどちらかが高血圧であれば、子の三人に一人が高血圧になり、両親の二人とも高血圧であれば、子の約半分が、つまり、二人に一人は高血圧になると言われています。そのように、高血圧は遺伝する病気でもあります。ただ、遺伝の仕方が明らかではなく、発病する人もいればしない人もいますし、非常に多くの研究者たちが積み重ねてきた研究でも、高血圧の遺伝子というものはいまだに特定されていません。

遺伝因子以外に、高血圧発症に関与しそうな因子としてよく知られているのは、塩分（普通は食塩）の摂りすぎ、アルコールの飲みすぎ、喫煙、肥満、運動不足、ストレス、睡眠不足などの、よくない生活習慣です。だから高血圧が生活習慣病と呼ばれるのです。これらは、多数の集団を観察することで、どうやら血圧を上げるのではないかと徐々にわかってきた因子です。これらを改善することで血圧が正常化することは、医学研究者・医師以外の人たちの間でも、よく知られています。

これらの遺伝的な体質＋生活習慣の乱れに、加齢が加わって、さらに血圧を上げていると考えられています。年をとると動脈の血管は弾力性を徐々に失い、硬くなります。これが動脈硬化です。血管はもともと伸び縮みするゴム管のような弾力性のある管なので、しなやかに伸縮し、血管に多少の圧がかかっても、ある程度吸収されるのですが、動脈硬化によって血管が、錆びた鉄パイプのように壁が厚くなり内腔が狭くなると、伸び縮みしにくくなり、圧がまともにかかってしまいますので、血圧も年齢に伴って上がります。誰にでもある程度は起こります。また余談ですが、血液の通りが悪くなりますので、これが脳の血管に起こると脳梗塞が、心臓の冠状動脈に起こると心筋梗塞が、それぞれ起こります。

高血圧の一般的治療

二次性高血圧をみつけること、本態性高血圧と二次性高血圧を区別することが、高血圧診察の第一歩でした。したがって、治療も二次性と本態性に分けて考えます。

①二次性高血圧の一般的治療

二次性高血圧は、明らかな別の病気が原因としてあるのですから、その病気の治療をすることが、血圧の治療につながります。たとえば、二次性高血圧の中で最も多い**原発性アルドステロン症**という病気があります。これは高血圧全体の五～一〇％程度を占めるものです。副腎（腎臓の上部にくっついている器官）に腫瘍ができることによって起こるもので、腺腫・過形成という良性腫瘍が大多数を占め、一部悪性の副腎がんに伴うものがあります。副腎は通常、アルドステロンというホルモンを分泌しています。これは血圧を上昇させるホルモンで、必要に応じて分泌されるのですが、腫瘍になってしまうとこの制御が効かなくなり、いわゆる「出っぱなし」状態になります。ですから、血圧が上がりっぱなしになってしまうのです。

原発性アルドステロン症の治療は、腫瘍を外科的に切除することになります。これでホルモンの出っぱなしを取り除くのです。再発や取り残しがなければ、これで治療完了です。

ほかの二次性高血圧も同様で、原因となる病気の治療（多くの場合は手術）が、そのまま二次性高血圧の治療となります。ただし、手術まで時間がある場合や、原因疾患がすぐに完治するようなものでない場合は、あとで述べるような降圧薬などを使って、とにかく血圧をコントロールする必要があります。

②本態性高血圧の一般的治療

血圧の目標は「高血圧治療ガイドライン２０１４」（日本高血圧学会）で定めているものが一般に

よく用いられています。これによると、若年者・中年者では一三〇／八五mmHg未満、高齢者で一五〇／九〇mmHg未満、糖尿病・腎障害の患者さんでは一三〇／八〇mmHg未満に保つのがよいと定められています。若い人ほど、ほかの病気がある人ほど、積極的に下げるほうがよいと言われています。それだけ高血圧による合併症が減り、健康寿命を延ばせるからです。

本態性高血圧の治療の原則は、「まず薬！」ではありません。食塩の摂りすぎ、アルコールの飲みすぎ、肥満、運動不足、ストレス、睡眠不足などがないかどうか、まず生活習慣を入念にチェックします。問題があれば早速改善に努めます。一般には二〜三か月の間、生活習慣や食事の見直しを行ってみて、改善がみられない場合にはじめて薬物療法に踏み切ります。

本態性高血圧は原因不明ですから、原因を治療することで血圧をもとに戻すというのは無理なので、ここは発想を変えて、とにかく結果としての高血圧をコントロールすることになります。このためには、降圧薬を使うことが主流となっています。降圧薬は次のようなグループに大別できます。

✤カルシウム拮抗薬（カルシウムチャネル阻害薬）

動脈の壁には筋肉細胞があり、これが働いたり休んだりすることで血管全体が細くなったり（収縮）太くなったり（弛緩）します。この収縮は、カルシウムイオンCa^{2+}が細胞表面にあるカルシウムチャネル（calcium channel＝CC）を通って細胞内に流れ込むことで行われます。

そもそも血圧というのは、動脈の壁にかかる圧力のことですから、動脈が収縮すると上がります。したがって、血圧を下げるためには、このCCをふさいで、Ca^{2+}の細胞内流入を抑えればよいことになります。カルシウム拮抗薬（calcium channel blocker＝ＣＣＢ）はこの仕組みを利用した降圧薬です。現在最も多く使用されているグループです。

✤アンジオテンシンⅡ受容体拮抗薬

血圧はCa^{2+}以外にもいろんな因子によって調節されています。その因子のひとつがアンジオテンシンⅡ（angiotensin-II＝ＡＴ－Ⅱ）です。ＡＴ－Ⅱが動脈の壁細胞にあるＡＴ－Ⅱ受容体（angiotensin receptor＝ＡＲ）に結合すると、動脈を収縮させ、血圧は上昇します。

また、ＡＲは副腎皮質にもあり、ＡＴ－Ⅱがここに結合すると、副腎皮質はアルドステロンを分泌します。これによっても血圧が上昇します。

我々の身体は、健康な状態では、血液中の塩分の量を一定範囲にコントロールしています。このため、塩分（主にナトリウム）が適宜尿中に捨てられるのですが、アルドステロンが腎臓に働くと、そのナトリウムがあまり捨てられなくなり、血液中にナトリウムが増えます。そうすると今度はこれが水を血管中に引き込むので、血圧はやはり上昇します。

ＡＴ－Ⅱ受容体拮抗薬（angiotensin receptor blocker＝ＡＲＢ）は、ＡＴ－ⅡがＡＲに結合するのを邪魔することで、血圧を下げる薬です。本態性高血圧の治療のほか、原発性アルドステロン症の治療にも一時的に用いられることがあります。これもＣＣＢとともに現在よく使用されているグループです。

✤アンジオテンシン変換酵素阻害薬

そのＡＴ－Ⅱは、アンジオテンシン変換酵素（angiotensin converting enzyme＝ＡＣＥ）という酵素の働きによって体内でつくられます。この酵素の働きを邪魔してＡＴ－Ⅱを減らすことで動脈の収縮を抑えれば、ＡＲＢと同じように血圧を下げることができます。つまり、アンジオテンシン変換酵素阻害薬（ACE inhibitor＝ＡＣＥⅠ）はＡＲＢと一部共通の経路を通って身体に作用します。

✤利尿薬

水の飲みすぎなどで水が動脈の中に多い状態になれば、血圧も上がります。しかし普通は腎臓で尿となって外に捨てられるため、やがて血圧も安定します。

また、塩分を過剰に摂ると、動脈内に塩分（特にナトリウム）が多くなり、これが血管の外にある水を血管内に引き込んでしまい、血圧も上がります。しかし普通は腎臓で尿となって外に捨てられるため、やがて血圧も安定します。

これらの仕組みが何らかの理由で正常に機能しないと、高血圧になります。

利尿薬は、尿の出をよくして血液中の水や塩分を減らすことで血圧を下げる薬です。安価なこともあり、昔からよく用いられてきました。

✤交感神経遮断薬（β遮断薬、α遮断薬）

血圧は、そもそも心臓から血液が駆出されるために生じるものでしたね。心臓のポンプが収縮して血液を全身へ送り出したときに動脈にかかる圧力が「収縮期圧」、ポンプが拡張して心臓に血液が最高にたまったときに動脈にかかる圧力が「拡張期圧」でした。

さて、心臓は私たちの意思とは関係なく、拍動を続けます。勝手に自律的に動いているようです。心臓の動きは、脳から心臓へ伸びている自律神経でコントロールされているのですが、自律神経のうち交感神経が作用すると、心臓の働きが促進され、血圧は上がります。この交感神経の作用をベータ1（β_1）作用と言います。また自律神経は動脈にも伸びていて、交感神経が作用すると、動脈は収縮し、やはり血圧は上がります。この交感神経の作用をアルファ1（α_1）作用と言います。これらの交感神経の作用を抑制すると血圧は下がります。β_1作用を抑制するものをβ遮断薬、α_1作用を抑制するものをα遮断薬と言います。最近ではあまり使われなくなってきましたが、依然として重要な薬です。

降圧薬の使い方と問題点

本態性高血圧の患者さんの血圧をコントロールするには、これらの降圧薬のいずれかを使うのですが、いずれも原因がわからないけれどもとにかく血圧を下げよう、という目的で使われる、ブレーキのようなものです。

とにかく血圧を下げればよいのでしたら、基本的にどのグループの降圧薬を用いてもよいのですが、血圧以外の問題を抱えている患者さんも少なくありません。たとえば、気管支喘息（ぜんそく）を抱えている人にβ遮断薬を使うと、喘息悪化の恐れがあるため、原則的に使ってはいけないことになっていますし、痛風（高尿酸血症）や腎機能障害のある人には、一部の利尿薬はこれらを悪化させる恐れがあるため、使用は禁忌となっています。

さて、当然のことなのですが、薬には副作用があります。上記いずれの降圧薬にもよく知られた副作用があります。医師はこれらを熟知して降圧薬を使い分けます。

また高血圧は、単独の降圧薬で抑えることができない場合もままあります。そうした場合は、複数のグループにまたがって薬を併用することになります。最近では併用に便利なように、二種類の成分を一錠に封じ込めた「合剤」も販売されています。たとえばＣＣＢとＡＲＢの合剤、ＣＣＢと利尿薬の合剤などがよく用いられているようです。

これらの薬は服用後血液中にとどまり、全身をめぐる数時間から十数時間の間だけ効いています。そのうちに腎臓や肝臓からそれぞれ尿や糞便となって排泄されますので、効き目がなくなります。この時間を考慮して、一日に何回服用するかが決められているわけです。最近は一日一回で済むタイプがほとんどです。服用に便利だからというだけではなく、血液中の薬の濃度の変動がゆるやかで、血圧の急激な上下動が減るからだとされています。

しかし、併用・合剤の場合は、副作用もそれだけ増えることになります。

副作用にこりた患者さん、副作用を恐れる患者さんは少なくありません。また、降圧薬の禁忌に該当する患者さんもおられます。こういう人には、別のグループの降圧薬を処方するという手段がもちろんありますが、漢方治療という方法もあります。本書はこれをお伝えするのが主な目的です。

コラム 高血圧の薬は、はじめたら一生飲まなければならないか

よく受ける質問です。この答えは「イエス」であり「ノー」でもあります。

どういうことかというと、先にも述べたように、降圧薬は毎日飲まないと効きません。裏を返すと、二日も飲まないと体外に排出されてしまうのです。したがって、飲みはじめた薬は中止すれば効果がなくなり、血圧はいったん下がってもやがてもとに戻るだけです。高血圧の一般的治療のところで書いたように、普通は降圧薬は「ブレーキ」として使われます。車のブレーキと同じで、踏（飲）めば減速する（血圧が下がる）、踏（飲）むのをやめれば減速しない（血圧が下がらない）、それだけです。したがって、「降圧薬は、一度はじめたらやめられないのではないか」という質問の答えは、ここでは「ノー」です。

さて、降圧薬を中止したあとでは血圧はもとに戻るのですが、降圧薬は「ブレーキ」にすぎないのでした。ブレーキをはなしても「アクセル」のほうが踏まれていれば、車は加速しっぱなしになります。アクセルすなわち高血圧の原因が解除されない限り、高血圧のままということになります。この場合は降圧薬を飲み続けないと、血圧はコントロールできません。だから質問の答えは「イエス」にもなるのです。

よくも悪くも、降圧薬は「ブレーキ」にすぎないのです。

高血圧を漢方的にとらえるとどうなるか

やっと本題に入ります。本書のスタンスは「ファーストラインは現代西洋医学で行き、漢方でそれをカバーする」ですから、原則的に手術でしか治癒が期待できない二次性高血圧は割愛し、本態性高血圧に絞って漢方的にみていきます。

漢方では高血圧がない？

話は最初に戻りますが、高血圧というのは特有の症状がないわけですから、血圧を測ってみないと高血圧かどうかはわかりません。血圧を測るには血圧計が必要です。漢方は、何千年も前の中国で体系化された医学で、遣隋使や遣唐使によって日本へ伝来し、その後日本独自の発展をしてきた医学です。古い歴史がありますね。また血圧計が発明されたのは一九世紀以降と言われていますから、漢方医学はすでに完成の域に達していた時代のことです。いまでも漢方的に血圧を測ることはありません。あくまで内科診療の一環として測っているだけです。つまり、漢方にはそもそも高血圧という概念がないのです。歴史を考えてみると、あるはずがありませんね。

しかし、漢方がわが国で現在もなお用いられているということは、現代西洋医学の発展に寄り添ってきたということですから、それなりに現代西洋医学を取り入れてきてもいます。

漢方の考え方　総論

サイレント・キラーと呼ばれるように、特にこれといった症状がない高血圧でも、細かく注意してみれば高血圧を疑わせる症状や、自分では気づかない徴候はあるものです。よく知られているものとして、頭痛、頭重感、耳鳴り、肩こり、めまい、眼の充血、顔面の紅潮、鼻血などです。これらの症状は、高血圧ではなくても起こりうるものばかりですから、これらが出現した、あるいは続いているから高血圧だとは決して言えません。血圧を測定しない限り何とも言えないのです。

ただし、漢方ではこういう徴候・症状そのものを治すことができますし、こういう徴候・症状をとっかかりにして、全身の治療を行うこともします。

「証」とは何か

実は漢方では、高血圧であろうとなかろうと、現代医学の病名は治療には本来関係ないのです。諸々の徴候・症状のうち、どれとどれが組み合わさっているのかをよく検討してみますと、関連性の高いもの同士のまとまりが何グループかあることに気づきます。それらの各組み合わせ（グループ）に患者さんの平素の体質を加味した病態を「**証**（しょう）」と言います。証をとっかかりにして、証にのみ従って漢方治療を行うわけです。これを漢方では「随証（ずいしょう）治療」と言います。漢方治療の原則です。

したがって、ある「証」がみられれば、現代医学の病名が何であっても、同じ方法（漢方薬）で治療するのです。これが「**異病同治**（いびょうどうち）」の原則です（図1）。逆に、ある現代医学の病気でも、患者さんごとに「証」が異なれば、それぞれ違う方法（漢方薬）で治療します。これが「**同病異治**（どうびょういち）」の原則です（図1）。

そうは言っても、せっかくの現代医学的データを利用しない手はありません。漢方ではこれも参考にしながら治療を行います。これについては後述します。

漢方の病気のとらえ方

漢方では、病気すなわち身体の異常をいろんな角度からとらえ、表現します。その表現の仕方のうち、主なものは次の三つでしょう。

図1

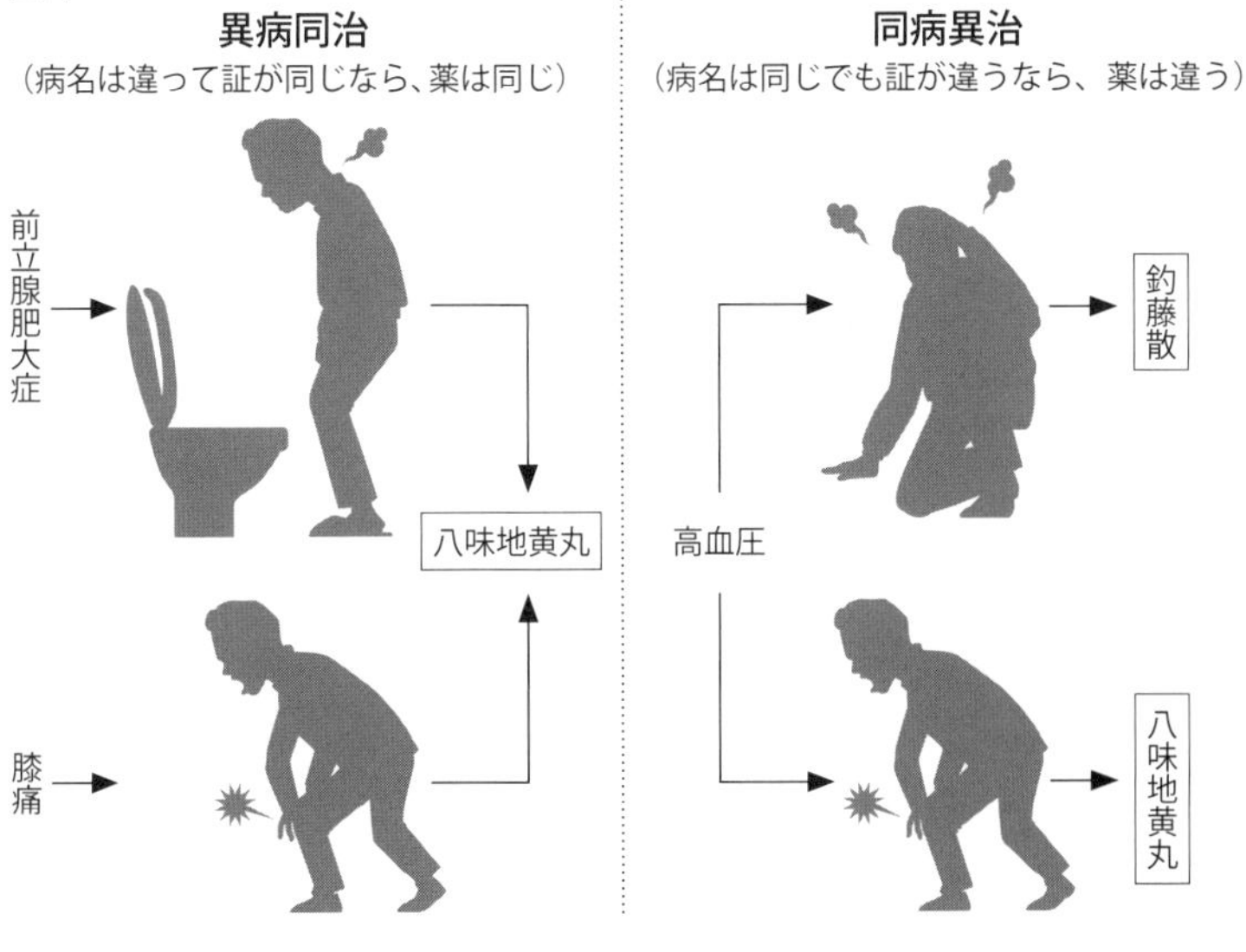

(1)漢方の考え方――気血水

現代医学では、身体を構成するものは細胞、器官、臓器ですが、漢方では身体を構成するものは「気(き)・血(けつ)・水(すい)」という三種類のものだと考えます(図2)。

①気

「気」は眼にみえない、動力・エネルギーのようなものと考えます。

②血

「血」はほぼ現在の血液と考えてよいでしょう。栄養を末端へ届ける働きがあります。

③水

「水」というのは、身体の中の液体、水分と考えます。[*2] 潤す作用があります。

漢方では、健康な状態では気・血・水のバランスが取れていて、このバランスが崩れると病気になる、病気と

図2

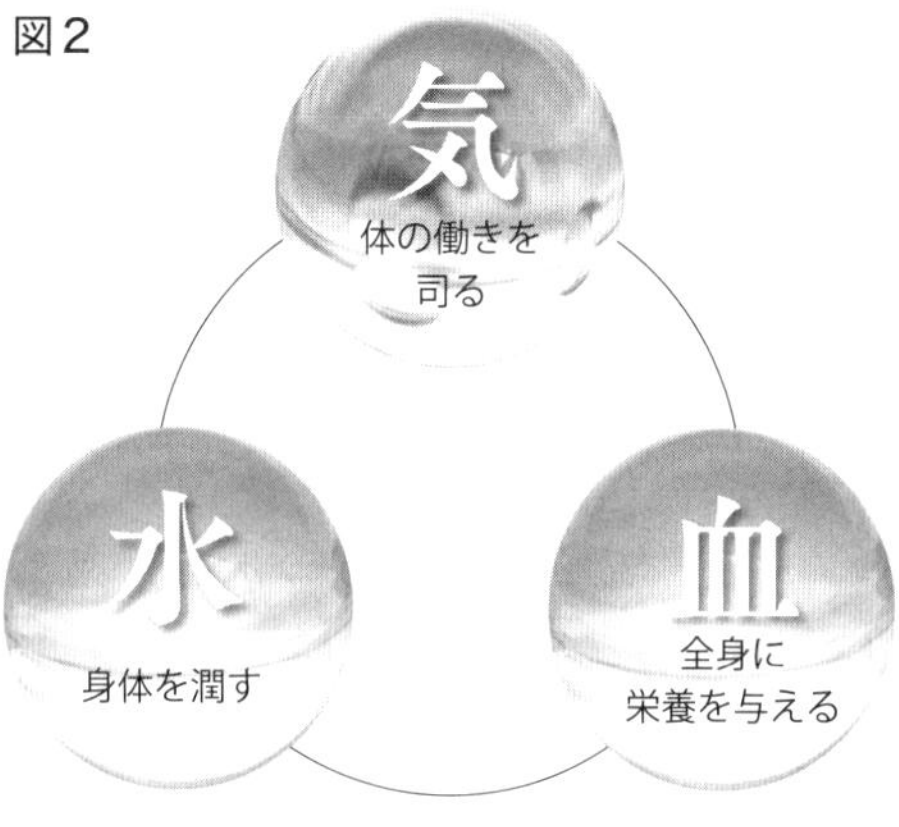

は気・血・水のバランスが崩れた状態である、と考えます。また漢方では、何かが不足している状態を「虚」、過剰な状態を「実」と表現します。以上のことから、気・血・水の不足あるいは過剰（虚実）がさまざまな病気の本質にある、ということになります。主なものを表にまとめましたので一気に理解してしまいましょう。

＊2　中医学では「津液（しんえき）」と言います。

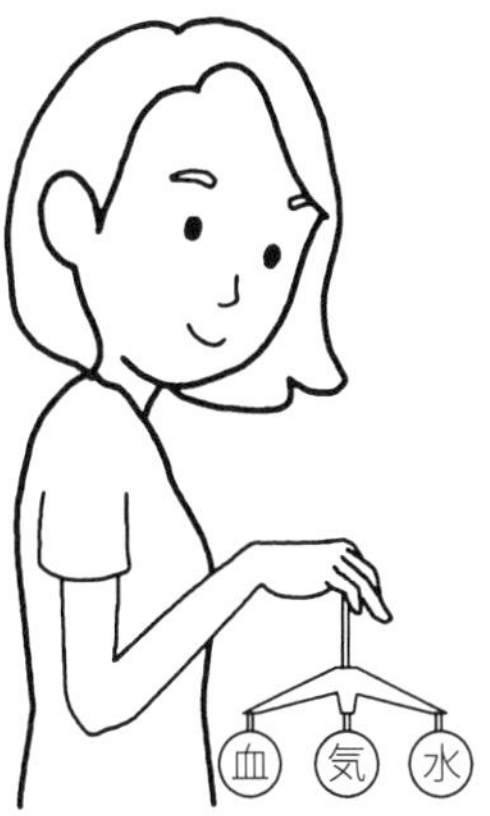

表1　気・血・水の過不足

どの要素の異常か	不足	過剰
気の異常	**気虚** 気の量的な不足。声が小さくて張りがなく、顔色も悪く、元気が出ない、気力がない、身体がだるい、疲れやすい、食欲・意欲がない、眠気などの症状を訴える。脈に力がない。 **気陥** 気虚が進んで、息切れ、めまい、呼吸しづらい、胸が痛い、下痢などがみられる。	**気鬱**（**気滞**） 気の流れが滞っている状態。頭が重い、のどが詰まる、胸苦しい、不眠、四肢がだるいなどの症状を訴える。 **気逆** 気は普通、身体の上部から下部へ流れていくものだが、これが逆流する状態。頭に血がのぼる、のぼせる、頭痛、頭に汗をかく、動悸、ゲップ、不安、焦燥感などの症状を訴える。
血の異常	**血虚** 血の量的な不足。けがなどによる出血、女性では生理による出血で起こる。爪がもろい、髪が抜ける、集中力低下、こむら返り、過少月経、貧血、皮膚のかさつき、白髪などの症状がある。舌をみると色が薄く、ときに萎縮している。	**瘀血** 血の流れが、打撲、冷えなど何らかの原因で悪くなり、停滞した状態。唇や舌の色が暗赤色になり、皮膚の色素沈着、静脈瘤、眼の下の隈、痔、月経異常、月経痛などの症状を呈する。腹診でへそのまわりを押さえるとしこりを触れ、鈍痛がある。舌は紫で舌下静脈が腫れている。
水の異常	**水毒**（**水滞・津液過多**） 水の過剰・偏在。むくみ、頭痛やめまい、立ちくらみ、乗り物酔い、吐き気などを起こし、尿が出にくくなり、下痢したりする。舌は腫れぼったい場合が多い。	**乾燥**（**津液不足〈津虚〉**） 水が不足する場合、いわゆる脱水傾向。カラカラにのどが渇き、便秘をする。舌の苔はほとんどなく、舌全体が渇いて真っ赤になっている。ひどくなると体中が熱を持ってくる。

⑵漢方の考え方――病気の所在と性質　八綱

漢方では病気がどこにあるか、その病気がどのような性質を持つのか、患者さんの反応はどうか、などを表現する言葉があります。ここでは有名な「八綱（はっこう）」について説明します。

①虚・実（図3）

気・血・水のいずれかの不足を「虚」と言うのでした（例：気虚、血虚）。この考え方を広げて、病気になったときにこれを跳ね返す力が虚弱（虚）か強い（実）かと表現することが、現代の漢方では一般的です。つまり、抵抗力が弱そうで病気になりやすそうな人を虚証、いかにも丈夫そうな人を実証と呼ぶのです。平素の体力のようなものです。

図3

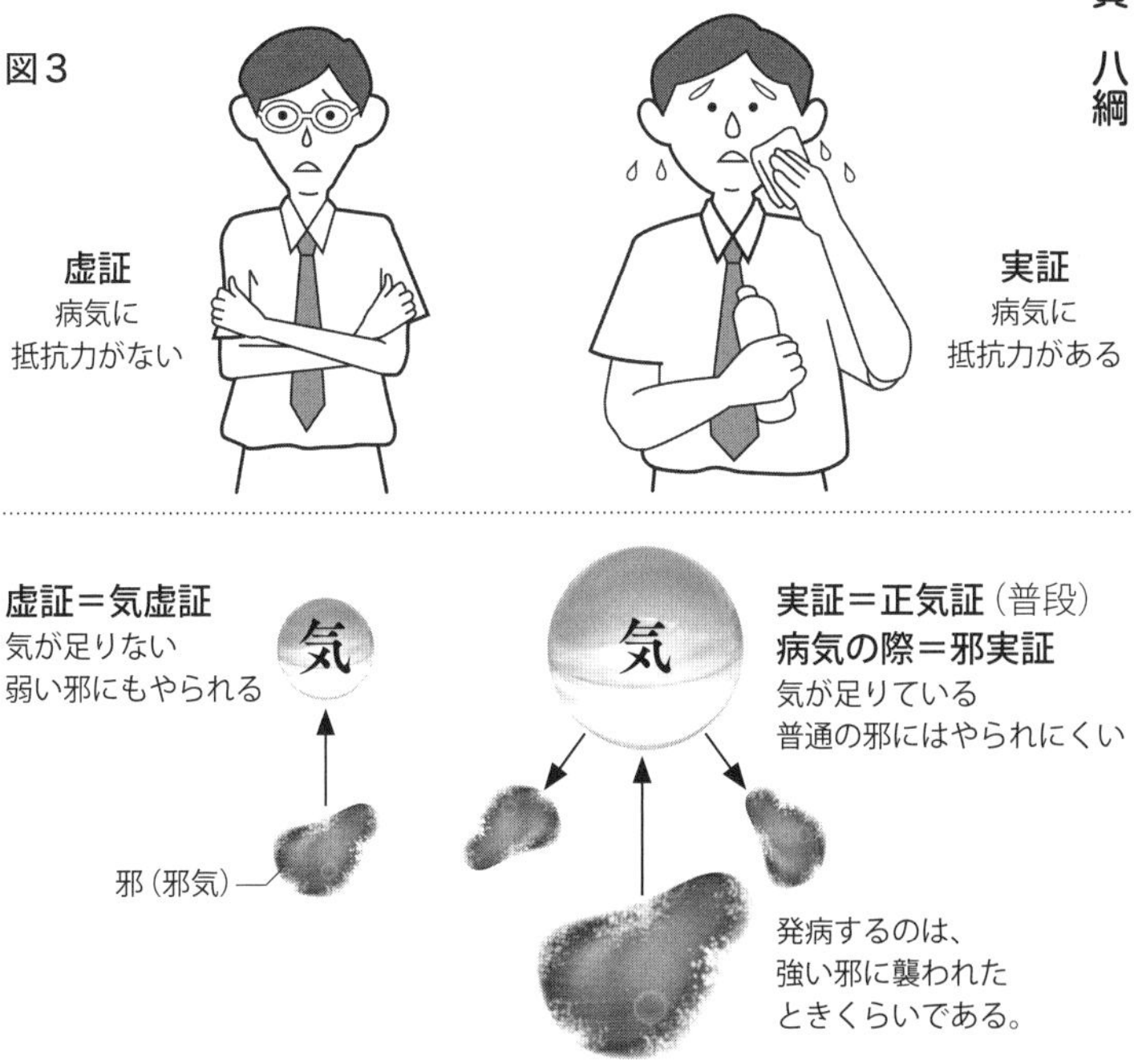
虚証
病気に
抵抗力がない
実証
病気に
抵抗力がある
虚証＝気虚証
気が足りない
弱い邪にもやられる
気
邪（邪気）
実証＝正気証（普段）
病気の際＝邪実証
気が足りている
普通の邪にはやられにくい
気
発病するのは、
強い邪に襲われた
ときくらいである。

しかし本来は、虚とは人体の気（正気＝防衛の任にあたる）が少ない（虚している）状態を言い、実とは正気が充実している状態を言います。正気が足りないと、弱い邪気にもやられてしまって発病するのですが、正気が満ちていれば、ちょっとやそっとの邪には負けません。しかし、強い邪には負けてしまいますし、普段から正気が満ちている人が発病する場合には、邪気のほうが充実していることになります。以上により、虚証とは気虚のこと、実証とは邪実のことを言います。

②寒・熱（図４）

これは患者さんが感じる寒さ・熱さ、言い換えれば体内にある病気の性質を指しています。たとえばかぜの初期に悪寒がしますが、このときはたとえ体温が高くても「寒」にやられたと考えます。逆に、はじめから身体が熱く感じるのであれば「熱」にやられたと考えます。

図４

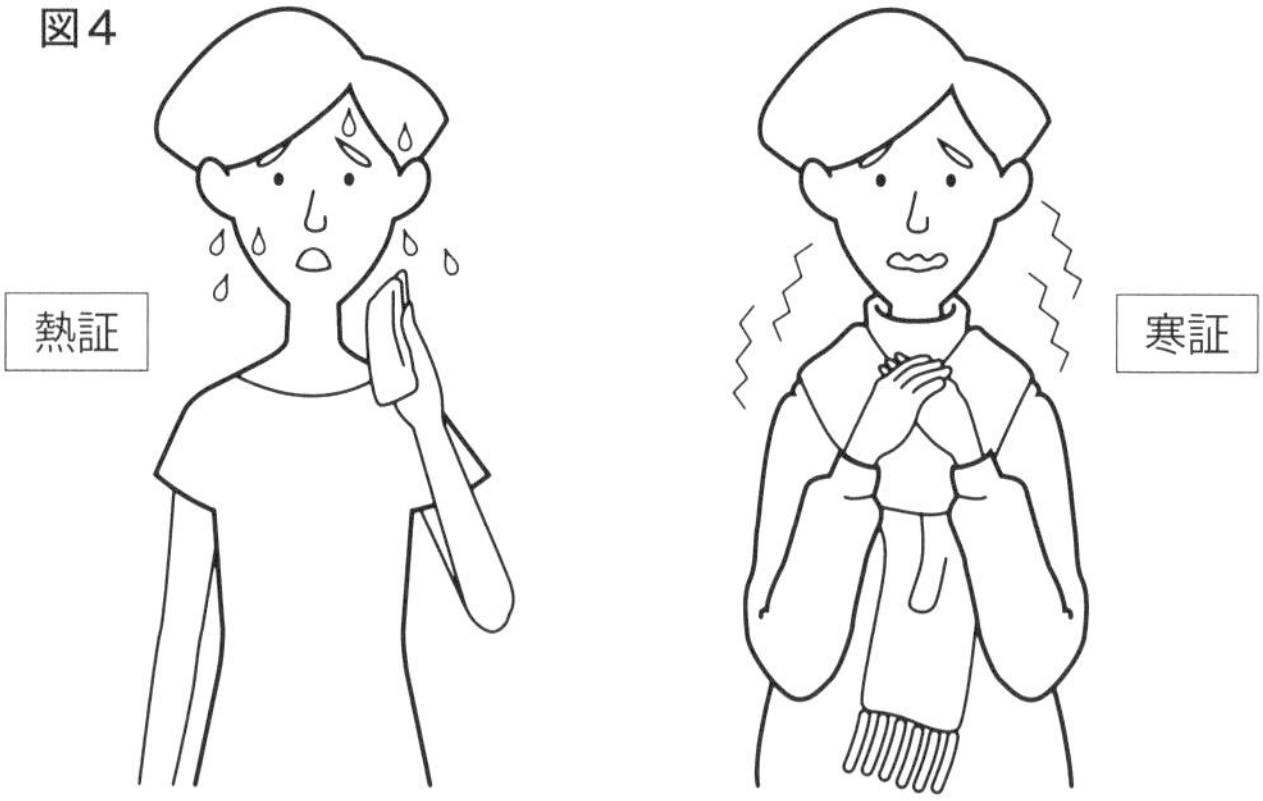

暑い
病気が熱の性格を持つ

寒い
病気が寒の性格を持つ

③表・裏

身体の表面に近い部分が病んでいれば表証、深い部分が病んでいれば裏証と言います。

これら虚実・寒熱・表裏が組み合わさると、二×二×二＝八通りの病態ができます。一番基本的な情報がこれで得られます。

④陰・陽（図5）

東洋思想では、万物を二つのものの対立概念としてとらえます。漢方もそうです。それが陰陽の概念です。詳しくは他書に譲りますが、動的・エネルギー的なものを「陽」に、静的・物質的なものを「陰」に入れます。気・血・水で言えば、気[*3]は陽に、血・水は陰[*4]になります（図6）。また、八綱のうち、実・熱・表は陽に、虚・寒・裏は陰に、それぞれ分類されます。

図5

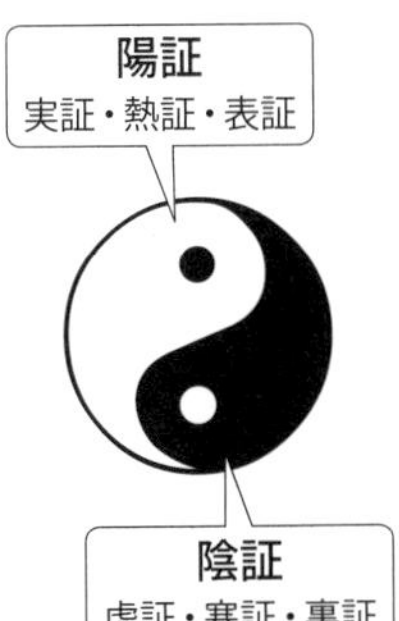
陽証
実証・熱証・表証
陰証
虚証・寒証・裏証

＊3　気をさらに「火」と「気（狭義）」に分けることもあります。
＊4　「血」と「水（津液）」を合わせて広義の「血」とすることもあります。広義の「気」が陽、広義の「血」が陰ということになります。

図6

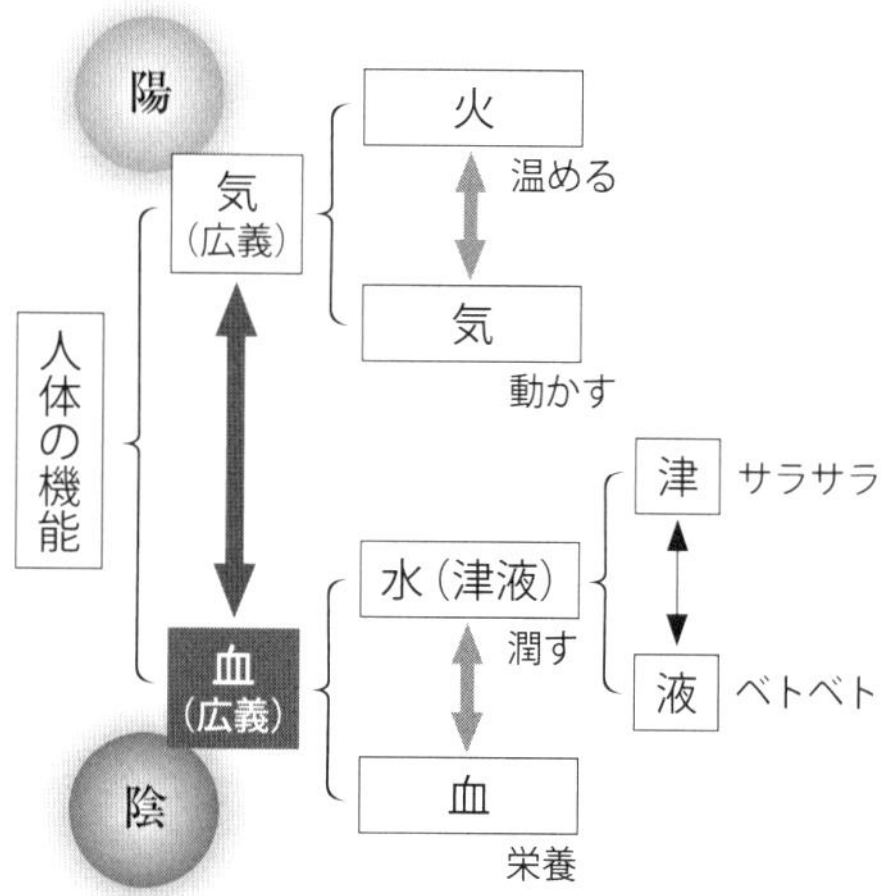

(3) 漢方の考え方——機能分類　五臓六腑

漢方では、人体のさまざまな機能を五つの臓と六つの腑とに分類することもあります。臓腑は、気・血・水とは独立した概念です。臓と腑とは以下の表に示すように対（腑が表で臓が裏）になっており、深いつながりがあります。現代の臓器とは直接関係がないことに注意してください。

表2　臓腑の機能と表裏関係

臓	機能	関連する腑	その働き
肝（かん）	全身の気血の流れを調節し、特に精神状態を正常に保つ。血を蓄え、全身の血の流量を調節する。	胆（たん）	胆汁を貯蔵・排泄するほか、精神機能の一部を担う。
心（しん）	血流ポンプとして血を全身へ運び届ける。特に意識を正常に保ち、味覚と音声を調節する。	小腸（しょうちょう）	胃から運ばれてくる栄養分とカスを分別する。カスをさらに大便と尿とに分ける。
脾（ひ）	飲食物を吸収し、気・血・水（津液）を生成させ、全身へ栄養を送る。	胃（い）	飲食物を受け入れ、消化し、下降させ小腸へ送る。
肺（はい）	自然の気を吸入し、汚れた気を排出する。発汗を調節する。	大腸（だいちょう）	食べ物のカスを排泄する。
腎（じん）	発育・成長・生殖を調節する。水分を調節する。肺が吸い込んだ気を引き下げる	膀胱（ぼうこう）	尿を蓄え排泄する。
（心包（しんぽう））	心を包み込んで保護する。もともと臓ではないが、三焦の裏に相当するものがないため、あえてつくられた。	三焦（さんしょう）	上焦・中焦・下焦の三つの「焦」に分かれ、それぞれ身体の上・中・下部の気・水（津液）の通路となる。

コラム　相生・相克理論とは（図7）

各臓は相互作用を及ぼしあうものです。これは相生（そうせい）・相克（そうこく）理論と言われています。

図7は時計まわりにみますが、たとえば「肝」は「心」を生み、「心」は「脾」を生み、「脾」は

……とめぐり、「腎」は「肝」を生みます。つまり、どの臓にも「母」があり「子」があることになります。これが相生理論です。「母」の病気は「子」に伝わりますから、「子」の病気を治すには「子」だけでなく「母」をも治療するのです。また、「母」をしっかり治療しておけば「子」は発病しないことにもなります。

相克理論とは、「肝」は「脾」を牽制し、「脾」は「腎」を牽制し……とめぐって、「肺」は「肝」を牽制するというものです。どれかひとつの臓の働きが突出しないように、相互に牽制し制御しあっているという考え方です。

この相生・相克関係の乱れが病気であり、相生・相克理論をうまく運用することで漢方治療を行います。これについては各病気の解説で詳述します。ここでは各臓の大まかな役割と、各々が相互に関連しあうということを理解していただければ結構です。

図7

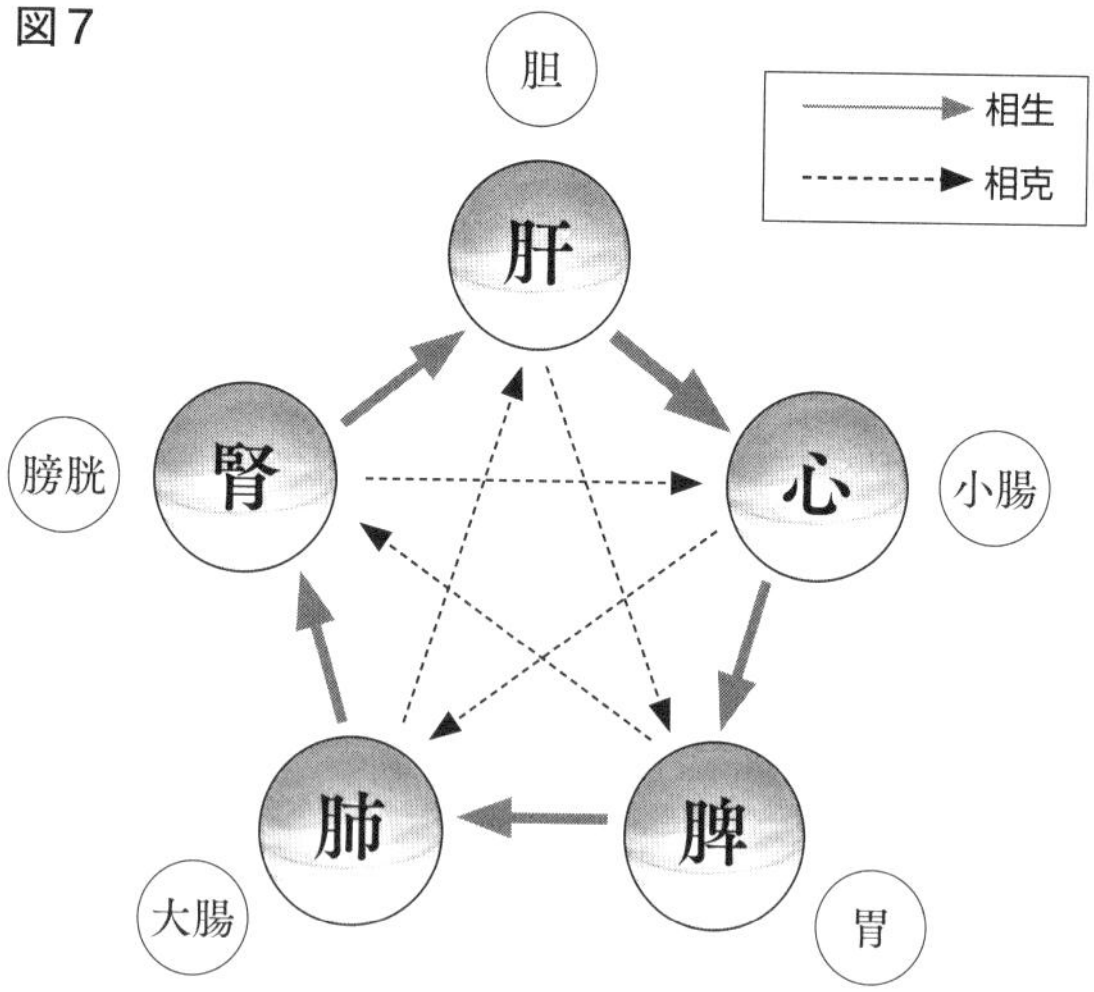

ここまでで、漢方は次のいずれかあるいは複数の分類を用いて患者さんの病態をとらえることがわかりました。

- ☑ 気血水に分けて考える
- ☑ 虚実・寒熱・表裏・陰陽の八綱に分けて考える
- ☑ 臓腑の機能に分けて考える

たとえば、先ほどから悪寒が激しく、激しい咳をしてぐったりしている患者さんは、「表実寒証」であり、一年前から下痢ばかりして元気のない患者さんは「脾気虚証」、ストレスがかかると胃が痛くなったり怒鳴り散らす上司は「肝気鬱結証、肝脾不和証」、肺がんの末期で手足がやせ細っている初老の女性は「気血両虚証」などと言いますが、細かいことはここでは覚えなくて結構です。

どうやって「証」をみるのか

では、どうやって患者さんがそういう病態にあることを知るのか、そういう「証」であることを判断するのか、その方法について述べます。つまり、漢方の診察方法についてです。

大きく分けて四通りあります。これを四診と呼びます（図8）。

①望診（ぼうしん）

患者さんの顔色、表情、体形、骨格、姿勢、髪の状態、眼、耳、鼻、皮膚の様子、歩行状態などを「みて診断する」方法です。「勢い」「元気のよさ」などがわかり、病状がある程度つかめます。

①ⓐ**舌診（ぜっしん）**　望診の一部で、舌の色、形状、大きさ、苔（こけ）（舌苔（ぜったい））の状態、および動きなどをみて、病気の勢い、熱の具合、エネルギー（気）の不足、血の循環などについて診断します。舌の裏側の静脈の太さ、色、くねり具合などをみて、全身の血流の状態を推定します。

②**聞診（ぶんしん）**

患者さんの声の高低、強さ、太さ、勢い、話し方、咳やおなかの鳴る音などで、大まかな状態がつかめます。また、口臭、便や尿のにおいも診断につなげます。

③**問診（もんしん）**

漢方では、一見病気と関連のなさそうなことが、診断や治療の鍵を握っていることもあります。いろんなことを質問するのです。

④**切診（せっしん）**

医師が患者さんの身体に触って診察することです。脈をみる脈診と、おなかをみる腹診に特徴があります。

④ⓐ脈診（みゃくしん）　脈診は、医師が人差し指、中指、薬指を用いて患者さんの手首を握りしめるような形で必ず左右同時に行います。脈の打つ位置の深浅、勢い、硬さなどを見分け、病気がどこにあるか、病気の勢い、エネルギー（気）や血液の流れ具合、量、水分の過不足などを判断します。

④ⓑ腹診（ふくしん）　漢方には、病気はおなかに反映されるという考えがあり、おなかをよくみます。腹診では、医師が患者さんのおなかを押し、痛み、不快感などが生じる場所によって診断します。腹診を重視する医師は日本漢方派に多く、中国医学派（中医学派）は脈を重視する傾向があります。

漢方では、血液検査もレントゲン写真もない大昔の時代に、医師の五感のみを駆使して患者さんをみる体系ができあがり、現在までほぼそのまま続いているの

図8

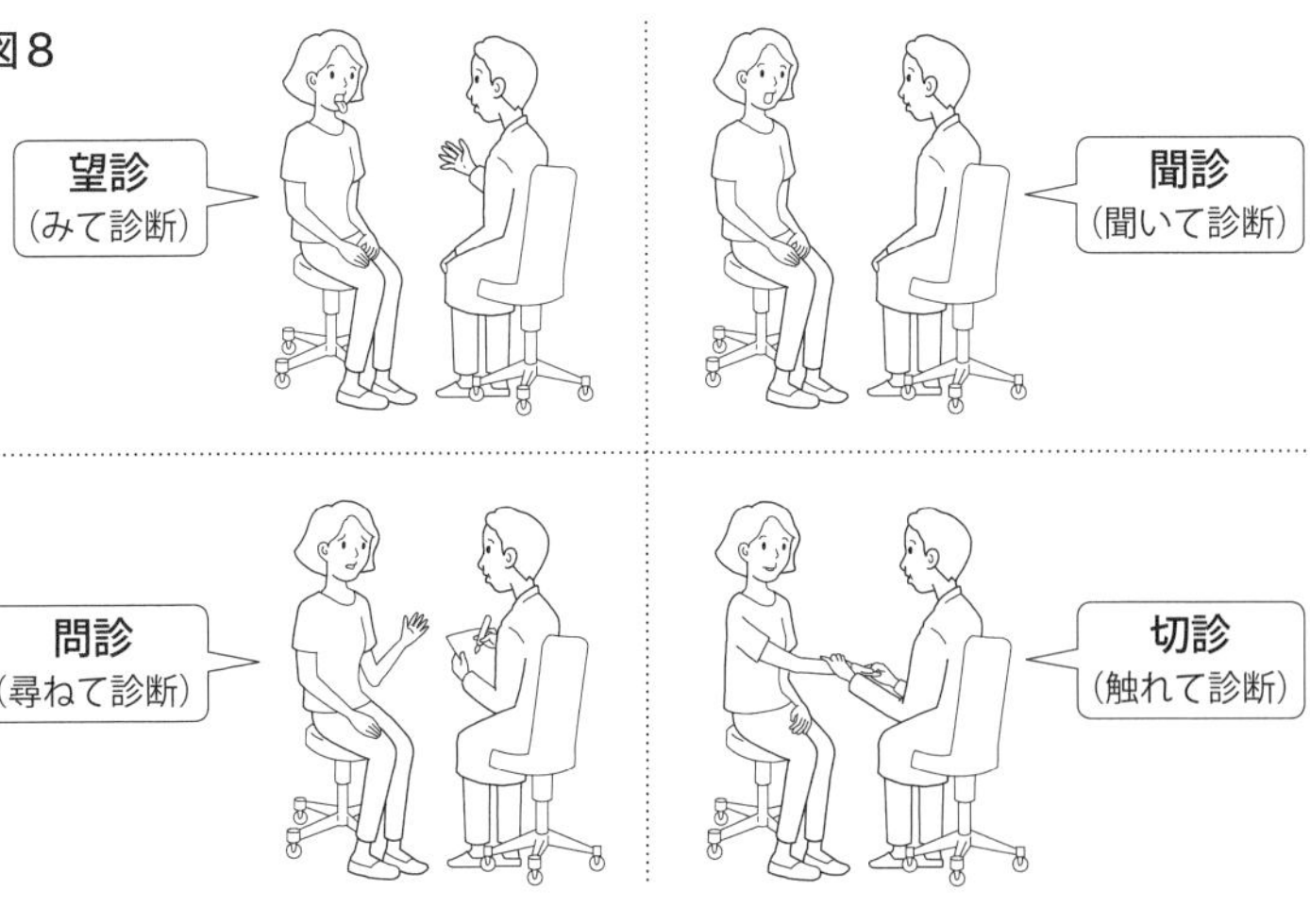

です。それぞれはきわめて原始的で大雑把な印象がありますが、逆に見落としやはずれが少なく、四つを合わせることでかなり病気を絞り込んで把握することができます。

漢方では、血液検査もレントゲン写真ももともと用いないのですが、さすがに現在では、それらの結果も参考にしながら、治療にあたります。どういうふうに参考にするかは、各症例のところで触れます。

高血圧の「証」――漢方的パターン分類と治療法

さて、高血圧に話を戻します。

☑ 高血圧には特徴的な症状がないが、頭痛、肩こり、耳鳴りなどの症状がよくみられる
☑ 漢方ではそれらの徴候・症状のうち、関連性の高いものの「まとまり」「グループ」がある
☑ 「まとまり」「グループ」に、患者さんの平素の体質を加味した病態を「証」と言う
☑ 漢方では「証」に従って漢方薬を選び、処方する

ということから、もうお気づきかと思うのですが、

☑ 高血圧の患者さんは、いくつかの「証」に分けられる
⇩ 高血圧にはいくつかの典型的な「証」がある
⇩ 高血圧には、「証」ごとに「お決まりの漢方薬」がある

のです。もちろん、すべての高血圧の患者さんがこれにあてはまるということではありません。多くの人について言えるというだけで、実際には四苦八苦しながら「証」を探り、処方をするのです。

表3　高血圧およびそれに準ずるものに保険適用になっている主な漢方薬の一覧表
（メーカーによって表記に若干差があります）

漢方薬名	どういう徴候・症状・体質（＝証）に用いられるか
八味地黄丸（はちみじおうがん）	疲れやすくて倦怠感が著しく、尿量減少して残尿感がある場合（または多尿で特に夜間多尿のもの）や、腰痛があってときに口渇があり、四肢が冷えやすく、ときにはほてることもあるものの次の諸症に用いる……**慢性腎炎、ネフローゼ、萎縮腎、膀胱カタル、頻尿、排尿困難、前立腺肥大、糖尿病、動脈硬化、高血圧、低血圧、陰萎、坐骨神経痛、下肢痛、腰痛、しびれ、脚気、浮腫**（ふしゅ）**、産後脚気、更年期障害、老人のかすみ目、老人性の湿疹、かゆみ。**
大柴胡湯（だいさいことう）	肝臓部の圧迫感があり、またはみぞおちが硬く張って、胸や脇腹にも痛みや圧迫感があり、便秘するもの、あるいはかえって下痢するもの、耳鳴り、肩こり、疲労感、食欲減退などを伴うこともあるものの次の諸症に用いる……**高血圧、動脈硬化、常習便秘、肥満症、黄疸、胆石症、胆嚢炎、胃腸病、気管支喘息、不眠症、神経衰弱、陰萎、痔疾、半身不随。**
柴胡加竜骨牡蛎湯（さいこかりゅうこつぼれいとう）	精神不安があって驚きやすく、心悸亢進、胸内苦悶、めまい、のぼせ、不眠などを伴い、あるいは臍部周辺に動悸を自覚し、みぞおちがつかえて便秘し、尿量減少するものの次の諸症に用いる……**動脈硬化、高血圧、腎臓病、心臓衰弱、てんかん、小児夜啼症、不眠症、神経性心悸亢進、更年期神経症、陰萎、神経衰弱、神経症。**
黄連解毒湯（おうれんげどくとう）	比較的体力があり、のぼせ気味で顔色が赤く、イライラする傾向のあるものの次の諸症に用いる……**鼻出血、吐血、喀血、下血、高血圧、脳溢血、血の道症、めまい、心悸亢進、不眠症、ノイローゼ、皮膚瘙痒症、胃炎、二日酔い。**

真武湯（しんぶとう）	新陳代謝機能の衰退により、四肢や消化不良、腰部が冷え、疲労倦怠感が著しく、尿量減少して、下痢しやすく、動悸やめまいを伴うものの次の諸症に用いる……**胃腸疾患、胃アトニー症、胃下垂症、胃腸虚弱症、慢性腸炎、慢性胃腸カタル、慢性下痢、慢性腎炎、ネフローゼ、腹膜炎、脳溢血、脊髄疾患による運動ならびに知覚麻痺、半身不随、低血圧症、高血圧症、心臓弁膜症、心不全で心悸亢進、リウマチ、老人性掻痒症、神経衰弱、感冒。**
釣藤散（ちょうとうさん）	慢性に続く頭痛で中年以降、または高血圧の傾向のあるものに用いる。
大承気湯（だいじょうきとう）	腹部がかたくつかえて、あるいは肥満体質で便秘するものの次の諸症に用いる……**常習便秘、急性便秘、高血圧、神経症、食あたり。**
七物降下湯（しちもつこうかとう）	身体虚弱の傾向のあるものの次の諸症に用いる……**高血圧に伴う随伴症状（のぼせ、肩こり、耳鳴り、頭重）。**
桃核承気湯（とうかくじょうきとう）	比較的体力があり、頭痛またはのぼせて便秘しがちな、左下腹部に圧痛や宿便を認め、下肢や腰が冷えて尿量減少するものの次の諸症に用いる……**月経不順、月経不順による諸種の障害、月経困難症、月経時や産後の精神不安、更年期障害、腰痛、便秘、高血圧、高血圧の随伴症状（頭痛、めまい、肩こり）、動脈硬化、痔核、にきび、しみ、湿疹、こしけ（おりもの）、坐骨神経痛。**
防風通聖散（ぼうふうつうしょうさん）	脂肪太りの体質で腹部に皮下脂肪が多く、便秘し、尿量減少するものの次の諸症に用いる……**便秘、胃酸過多症、腎臓病、心臓衰弱、動脈硬化、高血圧、高血圧の随伴症状（動悸、肩こり、のぼせ）、脳溢血、これらに伴う肩こり、肥満症、むくみ。**

通導散（つうどうさん）	比較的体力があり、下腹部に圧痛があって、便秘しがちなものの次の諸症に用いる……**月経不順、月経痛、更年期障害、腰痛、便秘、打ち身、打撲、高血圧の随伴症状（頭痛、めまい、肩こり）**。
三黄瀉心湯（さんおうしゃしんとう）	のぼせて不安感があり、胃部がつかえて便秘がひどいもの、あるいは充血または出血の傾向を伴うものの次の諸症に用いる……**高血圧症、動脈硬化症、脳血、下血、鼻出血、常習便秘**。

高血圧の治療実例

では、実際にどのような高血圧の患者さんがおられ、どのように漢方で治療していったかをここでご紹介しましょう。ただし、本書で示すすべての症例は、患者さんのプライバシーに配慮し、年齢、職業、受診日、問診内容などの情報は医学的意義を損なわない程度に相当の変更を加えた上で、話を再構成してあります。

症例1 （Aさん）

五〇歳、男性。企業の管理職。問診票によると、最近血圧が高いと検診で指摘されたので受診した、とあります。身長一七五cm、体重七八kg、がっちりとした体格の人です。

医（医師）「こんにちは。Aさんは血圧が高くてお困りなのですね」

患（患者）「まあ、困っているわけではありませんが、健康診断のたびに高く出て、内科を受診するようにとは言われているんです。今年ちょうど五〇歳になったので、覚悟してきました」

Aさんは大きな太い声でハキハキと話します。なお、血圧以外には、よくみられがちな所見である中性脂肪やコレステロール値、肝機能、血糖などの異常は指摘されたことがないそうです。飲酒はほぼ毎日ビール一本程度を飲み、喫煙はしていません。

医「緊張すると上がるんですね。たとえばどんなシチュエーションで、でしょうか」

患「取引先の人とやりとりしているときとか、重要な会議の前とか、ですかね」

医「なるほど、わかりました。まずちょっと血圧を測ってみましょう」

患「緊張しますね（フーッと大きく深呼吸しています）」

医「よろしいですか、では測ります……一五四／一〇二ですね」

患「家ではそんなに高くないんですよ」

医「ご自宅ではどれくらいですか」

患「せいぜい一三〇／九〇くらいですが、『測るぞ』と思うと緊張して上がってしまうんです」

Aさんの話では緊張すると血圧が上がり、平時は高くないとのことですが、普段から拡張期血圧が九〇mmHgあれば、高血圧を疑ってよいでしょう。

医「血圧が高くなっているようなときには、何か症状は出ますか」
患「そうですね、こめかみがズキズキと痛くなったり、後頭部が張ったように痛くなったりしますね」
医「普段から頭痛持ちですか」
患「いえ、緊張するときくらいですね。あとは、部下を叱るときもかな、怒りっぽいとよく言われますよ（苦笑）」
医「普段からイライラしやすいほうだと思いますか」
患「気が短いほうですね。すぐかーっと頭に血がのぼるような感じがします（苦笑）」

問診票によれば、このほかの情報として、よく口が渇き、便秘がちであること、尿の回数も少なく、色は黄色いこと、寝つきはよいけれども夢をみることが多く、中途覚醒してしまうこともあるそうです。

医「眼が赤いですね。何かこれまで眼のご病気など、指摘されたことはありませんか」
患「いえ、特にありません」
医「よくパソコンの画面をご覧になるとか……」
患「いえ、そうでもないんですが……」

眼の結膜（いわゆる白眼）の部分が充血しています。顔も全体に赤く、しかし色つやはよいほうです。

これまでの診察で、会話をしながらいろいろと質問をしていると同時に、患者さんの様子、外観、声の強さなどをみたり聞いたりもしていることにお気づきでしょうか。

医「さて、では身体の診察をします。まず脈を拝見します」

患「……」

医師は患者さんの両手の手首を持って、人差し指・中指・薬指の三本で脈の状態をみます。これが脈診です（図9）。

医「元気な脈ですね。力があって。（〝沈弦数で有力〟とカルテに書く）」

患「いやあ、緊張していますから」

医「次は舌の様子を拝見します」

医師は患者さんにべーっと舌を出してもらい、舌の形、

図9

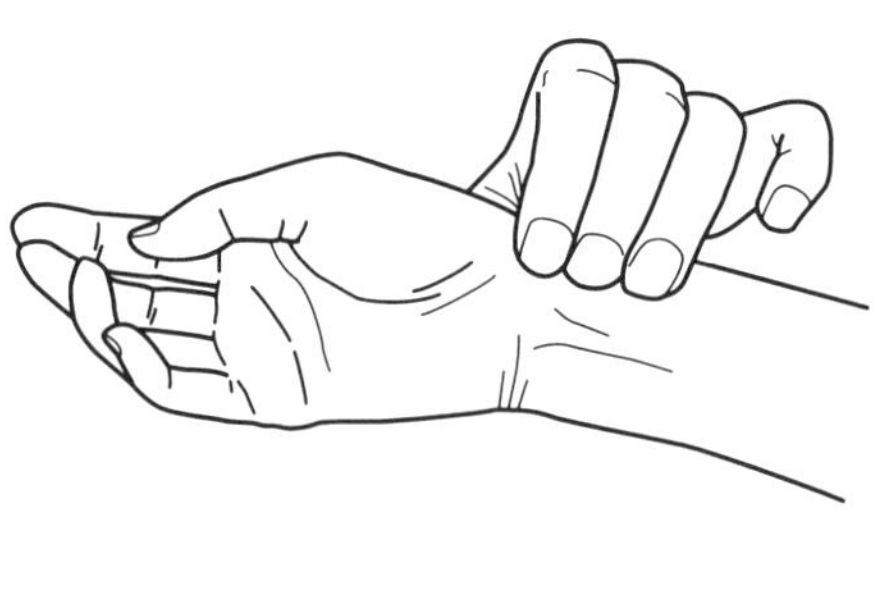

色、苔の有無および色などを観察します。これが舌診です（図10）。ついでに舌を裏返してもらい、舌の裏側を走行する二本の静脈の様子をみます。

医「赤い舌をなさっていますね、苔はいつも黄色いんですか」

患「そうですね、黄色いですね」

医「わかりました。（〝舌質紅（ぜっしつこう）、黄苔（おうたい）を認め、舌下静脈は怒張していない〟とカルテに書く）。では次におなかを拝見しますので、ベッドに仰向けに横になってください」

患「ええっ、おなかをみるんですか」

医「漢方では、病気や症状にかかわらず、おなかをみることがあります。おなかにいろいろなサインが出てくるんですよ」

これが漢方で言う腹診です。まず全体をみると、がっちりと筋肉質のおなかで、へその周囲が力強く盛り上がっています。

図10

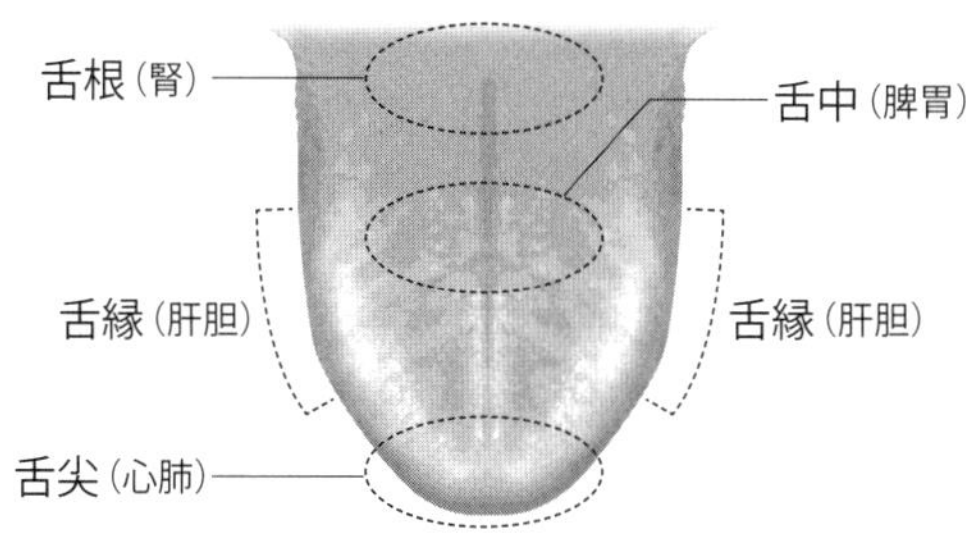

医「押さえてみますね、痛いところがあればおっしゃってください」

患「……」

医「どこもありませんか」

患「はい……あ、苦しいです」

　腹診ではあちこちを撫でたり押さえたりして異常を確認します。季肋部、すなわち肝臓の下縁あたりに医師が指を差し込んだとき、苦しいというのは、漢方では胸脇苦満（きょうきょうくまん）というサインです。これもあとでまとめて解説します。

医「左右、どちらが苦しいですか」

患「どちらかと言えば、右ですかね」

医「（〝両側に胸脇苦満あり、右に強い、と。それから腹部動悸あり〟とカルテに書く）」（図11）

患「いま苦しかったのは肝臓ですか。お酒は大量には飲まないんですが」

図11

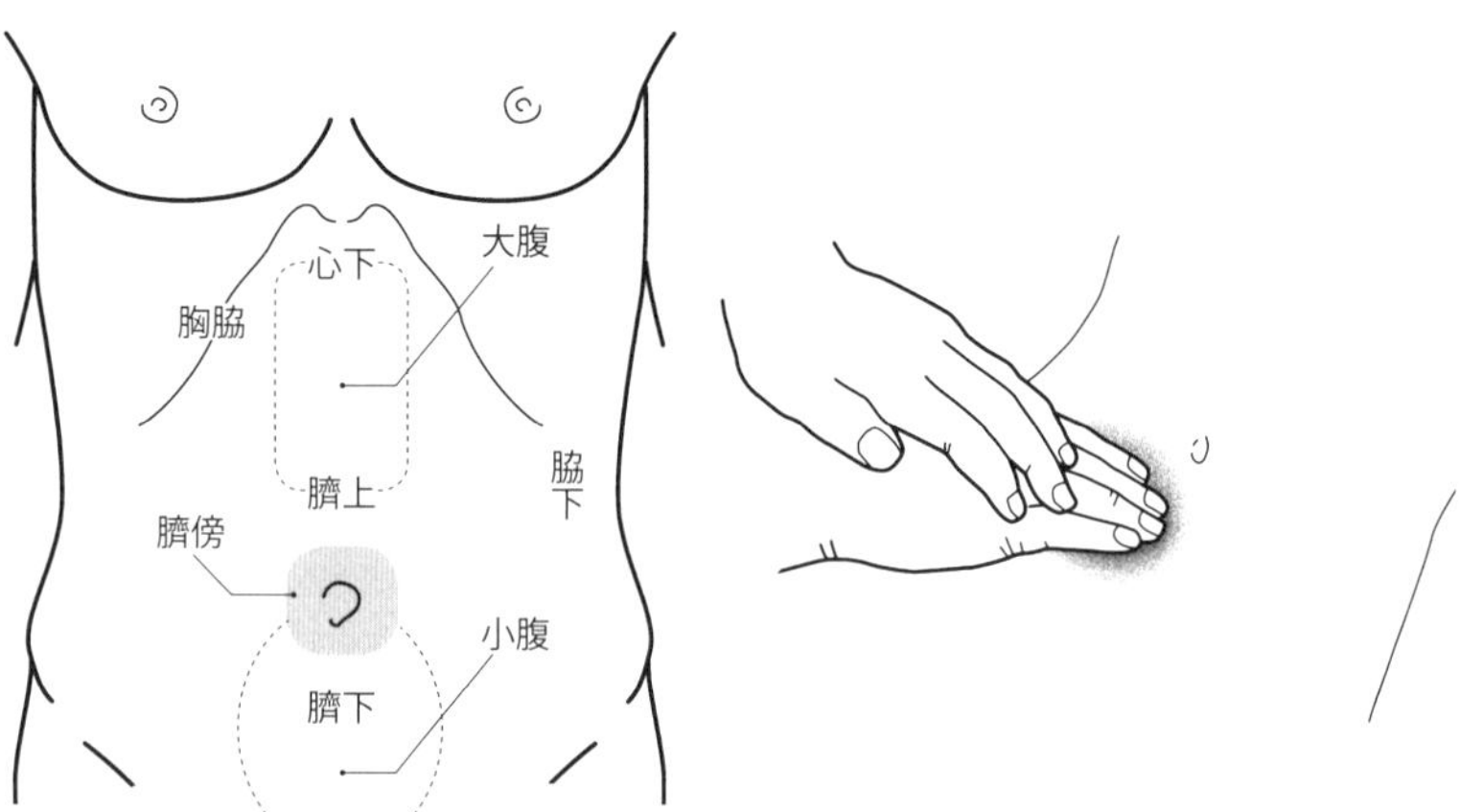

医「お酒とは直接関係ありませんよ。ではお掛けになってください」

医師は患者さんの四診を終えました。望診、聞診、問診、切診でした。これを順番にやっていくというより、同時並行的に行ったり、必要があれば再度繰り返したりしながら、患者さんの病態についての情報を集め、頭の中で処理します。

✤Aさんの証を検討する

この人は、普段は血圧が少し高めである以外は健康で、緊張したり怒ったりすると一気に上昇し、頭痛がする人です。また、イライラしがちで怒りっぽいと言います。

✤気血の異常はあるか

まずAさんは、「がっちりとした体格」で、太い声で話す元気な人です。「気」は十分にあり、少しも減ってはいないことがわかります。ただ、怒ったり頭痛がしたりするので、気の流れが悪いことがありそうです。漢方では、「気通じざればすなわち痛む、気通じれば痛むことあたわず」という表現がありますが、どこの部位でもかまいませんが痛みがあるという場合、そこの気の流れが悪くなっている、すなわちそこで「気滞」が起こっている（三四頁参照）と考えます。

「血」の流れはよさそうです。ただし、「血」の一部である「水」は若干不足しているかもしれません。それは口渇と便秘があることでわかります。口や大腸が渇いているわけです。

✤怒り・緊張は「肝」の異常

漢方では五臓というものがありました（三八頁参照）。そのうち「肝」は、全身の気血の流れを調節し、特に精神状態を正常に保つという機能があります。これを漢方では「肝は疏泄を主る」と言います（図12）。常にイライラしているというのは、この精神状態が常に高ぶっていることになります。これは「肝の気が鬱積している」状態なので、「肝気鬱結（略して肝鬱）」と呼びます。これは問診でもよくわかるのですが、実は腹診の胸脇苦満（図13）でも知ることができます。

ときどきカーッとなって怒りが爆発するというのですから、普段は怒りを抑えに抑えて、ためているわけです。漢方では鬱結した肝気が火と化して、上のほうに突きあがっている（図14）と考え、「肝鬱化熱（または肝鬱化火）」と言います。これで頭痛がするわけです。また、怒りが炎上（上炎）するようなタイプの人は、これも腹診で動悸を触れることが

図12　肝は疏泄を主る

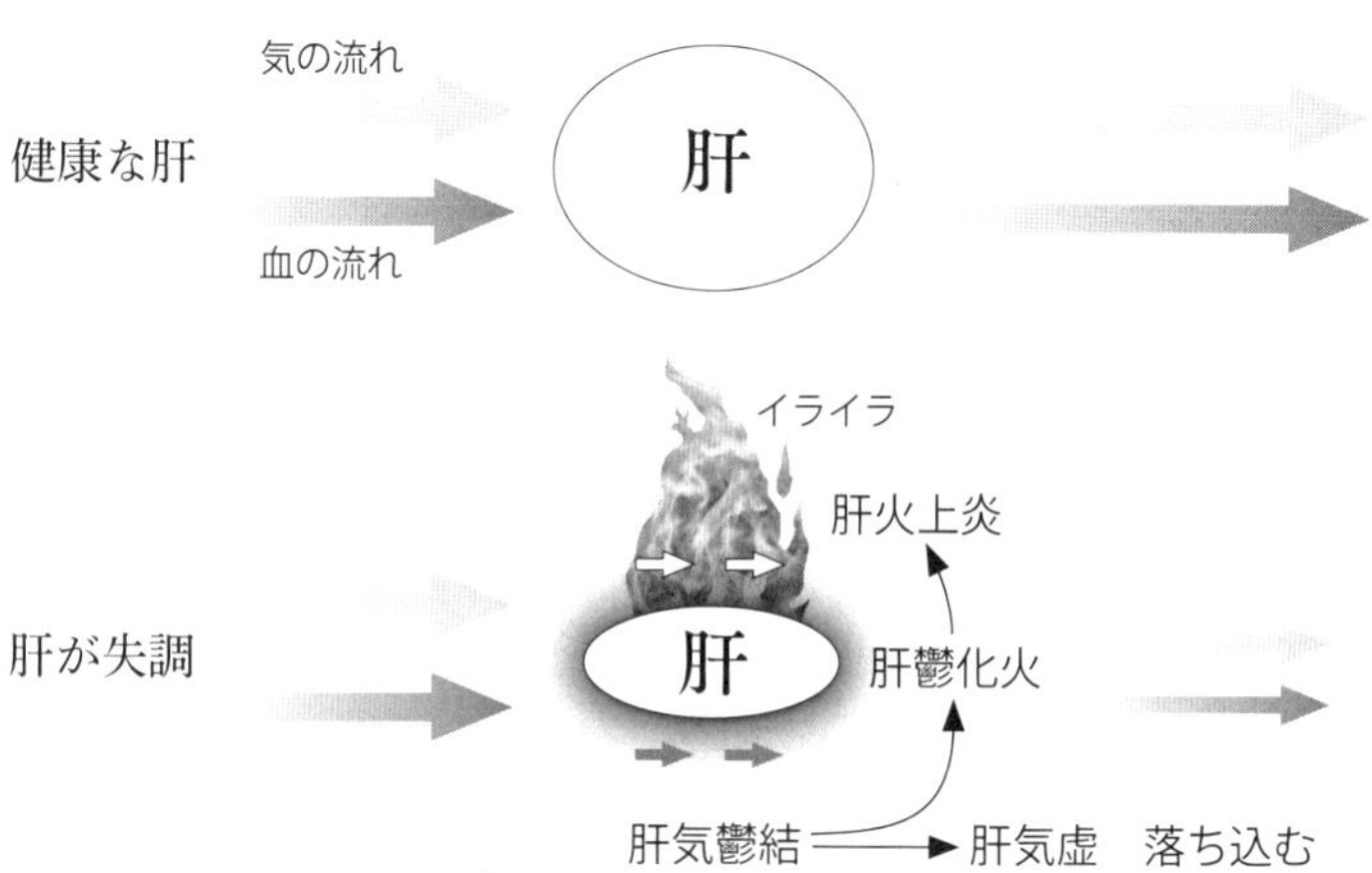

しばしばあります。

　このほかにも「肝」は、血を蓄え、全身の血の流量を調節する機能があります。これを漢方では「肝は蔵血（ぞうけつ）を主（つかさど）る」と言います。漢方では「肝の華は爪にあり、筋を満たし、眼に開竅（かいきょう）する」と言うのですが、Aさんでは、「肝」が熱を異常に帯びて赤くなっているのが、眼に表れているわけです。

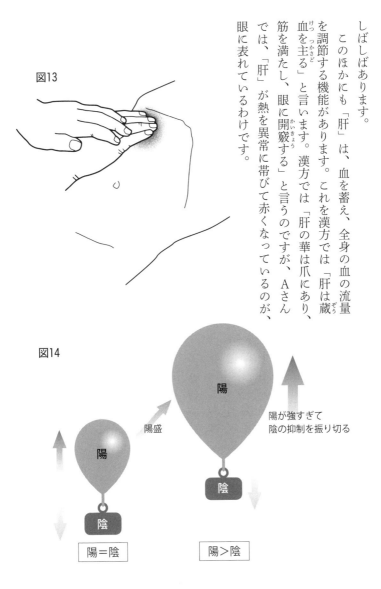

図13

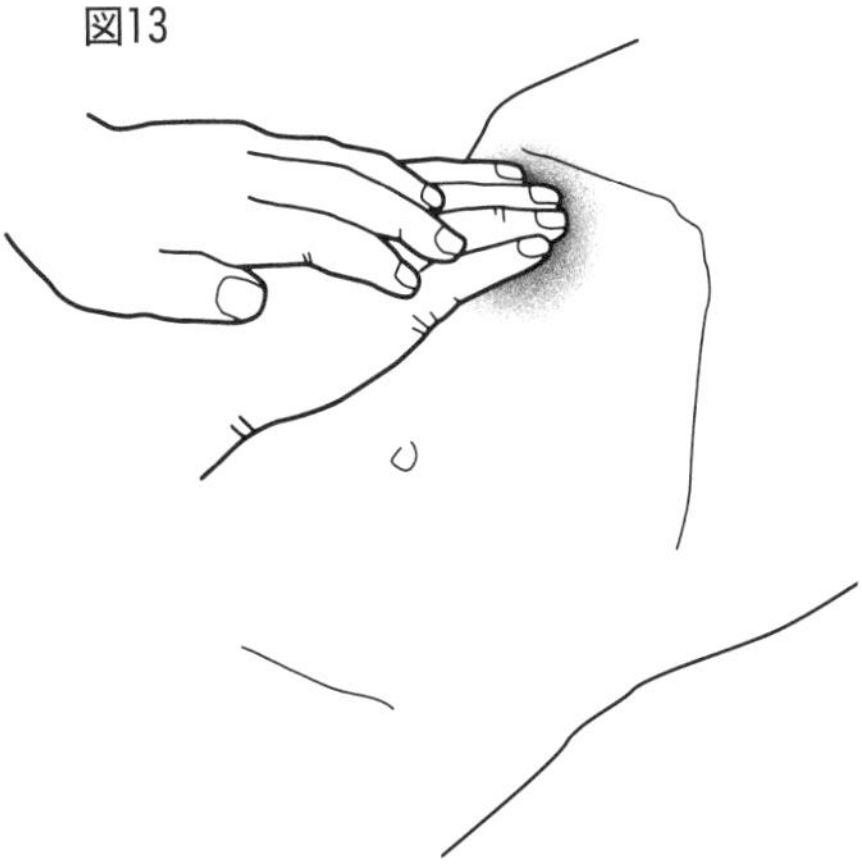

図14

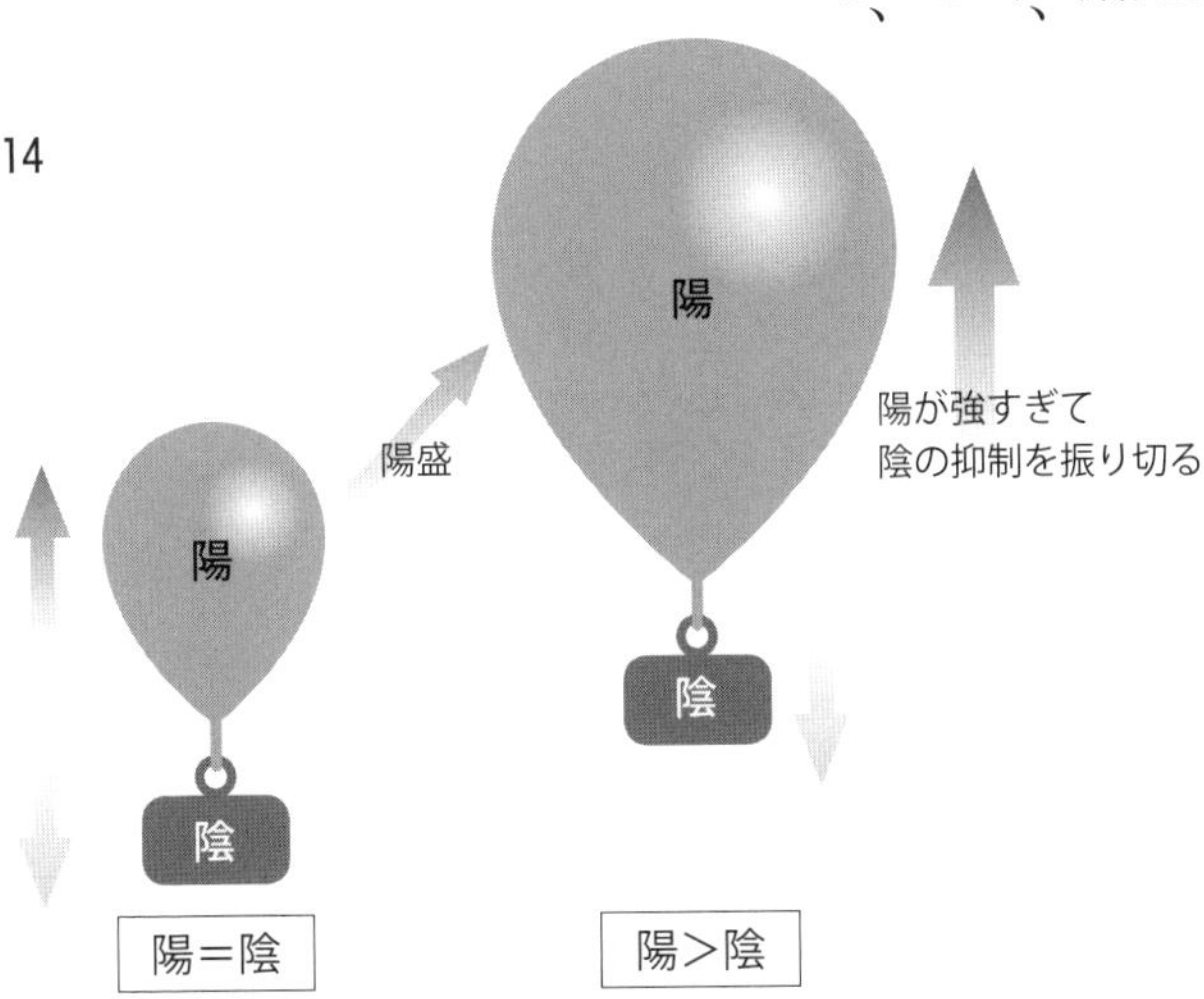

✤「心」の異常

Aさんは「心」にも異常がありそうです。というのは、「心」という臓は、血流ポンプとして血を全身へ運び届ける（漢方では「心は血脈を主る」と言う）ほか、特に精神・意識を正常に保つ（漢方では「心は神志を主る」と言う）のでした（三九頁参照）。また、「心」には、味覚と音声を調節するという機能もあり、漢方では「心の華は顔にあり、血脈を満たし、舌に開竅する」と言うのですが、Aさんは大きな声でハキハキと話していることから、舌の機能として味覚と構音の方面では問題なさそうなのですが、顔や眼が赤いのは「心の華は顔にあり」のためで、心に熱があることを意味するのです。心熱があると、なかなかぐっすり眠れない、というのもあります。

また、漢方では五臓の相生・相克というものがありました（三九頁参照）。五臓で言うと、「肝」が母で「心」が子ということになり、母の病気は子に伝わるのでした。Aさんの例で言うと、「肝鬱化熱」が「心」に伝わって「心熱」にもなっていたのです（図15）。

図15

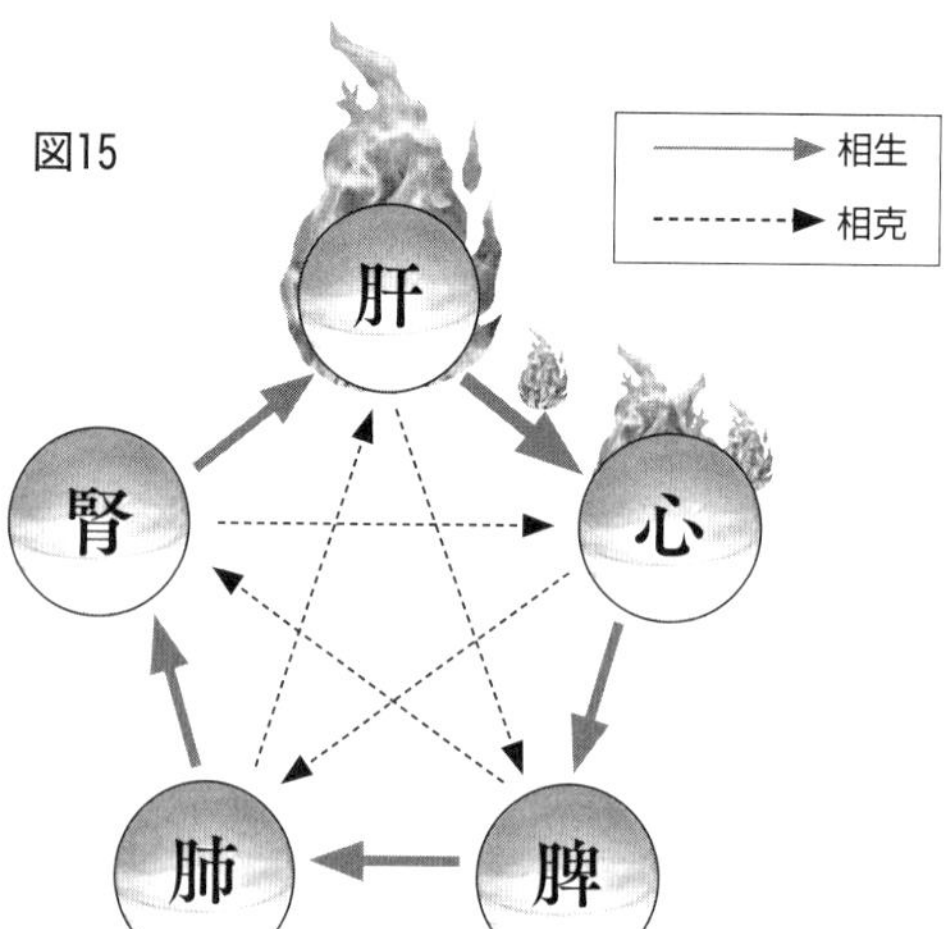

✤症例1の診断と治療

以上のことを、医師は頭の中で検討します。そしてこの人の場合、「肝鬱化火上炎（かんうつかかじょうえん）」という診断をしました。

医　「Aさんは、普段からイライラしやすいことがあって、ときどき抑えきれなくなると、血圧が上がるタイプの人のようです。こういう人に向いている漢方薬がありますよ」

患　「しょっちゅうイライラしているんです。だから、血圧を下げるのもよいのですが、イライラを抑えていただけるとありがたいですね」

医　「そうですね。ところでもう一度お尋ねしますが、お通じはよろしくないんですね」

患　「ええ、放っておくと三日くらい出ないことがあります」

ここで、まずは肝の熱と心の熱を取り、便秘を解消するため、「清肝瀉火（せいかんしゃか）・通便（つうべん）」という作用のある漢方薬を用いることにしました。**三黄瀉心湯（さんおうしゃしんとう）**が一番適当だと考えました。三黄瀉心湯（さんおうしゃしんとう）エキス製剤を処方しました。

医　「三黄瀉心湯（さんおうしゃしんとう）という漢方薬を処方します。イライラが緩和され、血圧もきっと安定してくるでしょう。便を出す力もあります」

患　「それは助かります。……ところでどれくらいで効いてきますか」

医「一週間程度ではないでしょうか。今日は二週間分お出ししますから、服用なさって、また受診してみてください。朝晩に血圧の記録をおすすめします、これに記入してみてください（血圧手帳を渡す）」

患「ありがとうございます」

医「では、どうぞお大事に」

二週間後。

医「こんにちは。ご様子はいかがですか」

患「（血圧手帳を渡す）下が下がってきました」

医「……そうですね、八〇台ですね。上も一二〇台をキープしていますね。お通じはどうなりましたか」

患「毎日出るようになりました」

医「よかったですね。何か変な反応は出ていませんか」

患「いえ、特に感じませんが」

医師は今回も四診を行います。

医「そうですね。まだあまり変化はなさそうですが、血圧と便が安定してきているので、しばらくこのお薬で様子をみていきましょう」

その後の経過。

Aさんはほぼ二週ごとに診察に来られ、比較的細かく様子をみることができました。熱症状が落ち着いてきたので、普段からイライラしないような身体づくり、というような意味合いも込めて、**大柴胡湯**へ変更しました。これもエキス製剤です。

これで一年以上経過していますが、血圧はほぼ一一〇～一二〇／七五～八五mmHgと安定しています。

✤症例1のまとめ

肝鬱化熱（または肝鬱化火）＋心熱の人に一番よく用いる漢方薬は、実は三黄瀉心湯ではありません。このような場合は**黄連解毒湯**を用いるのが普通でしょう。なぜ本例ではそうしなかったのかというと、便秘があったからです。黄連解毒湯と三黄瀉心湯、この二つの漢方薬を比較してみますと、大変よく似た処方同士であることがわかると思います（図16）。Aさんが便秘でなければ、黄連解毒湯でよかったわけです。とにかく患者さんの苦痛と感じている症状をまず取り、続いて本格的な治療をじっくりと行う、というのが漢方の一般的なやり方です。こ

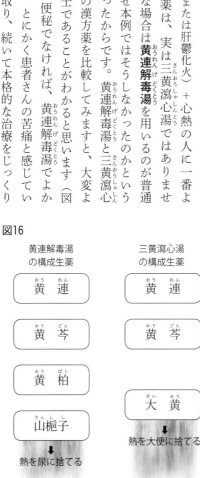

図16

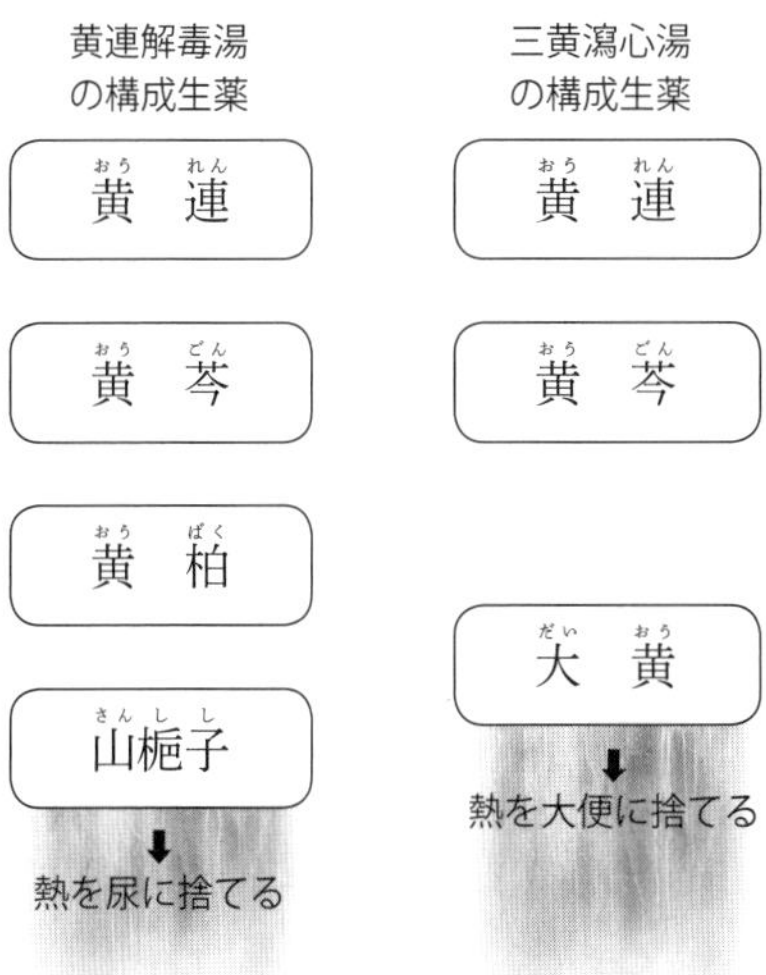

の場合、症状を取るほうを**標治**、根本治療のほうを**本治**と呼びます。場合によってはいずれか一方だけでもよくなることもあり、あるいは標治と本治を同時に並行して実施することもあります。

さて、初回はこれでよかったのですが、口渇や便秘が長期間続いている場合は、漢方では「熱によって身体の水分が長期間にわたって損耗している」と考えます。そうすると、身体の水分すなわち「血」や「水（津液）」といった「陰」を補う必要が出てきます。また、普通は血圧の治療というものは、もっと長期間にわたって継続して行うものです。三黄瀉心湯（または黄連解毒湯）でサッと肝・心の熱が取れたとしても、今度は「熱を生まないような工夫」も必要でしょう。

以上のことから、熱を冷ますときは水も補う「清熱補陰」という方法を用います。具体的には、黄連解毒湯などに、四物湯などの陰を補う漢方薬を加えた処方を用います。温清飲という漢方薬がありますが、これは黄連解毒湯＋四物湯そのものです。長期使用に向いている漢方薬と言えるでしょう。

コラム　温清飲

温清飲はすでに述べたように黄連解毒湯、四物湯という二種類の漢方薬を足し合わせてできたもので、新しく温清飲という名前がつけられたのですが、黄連解毒湯で熱を冷ますものの、四物湯で何かを温めるわけではありません。このように、二つの漢方薬を合体させてつくった新しい漢方薬を「合方」と言います。あるいは合体させることを「合方する」と言います。

合方は、治療の幅を広げるためにしばしば行われてきました。有名なものとして、柴朴湯（＝小柴胡湯＋半夏厚朴湯）、柴苓湯（＝小柴胡湯＋五苓散）などがあります。

大柴胡湯とその他の漢方薬

大柴胡湯は、三黄瀉心湯の成分のうち黄芩と大黄を含む漢方薬です。やはり清熱、通便の効能があるのですが、芍薬が配合されて「陰」を補う作用が追加されています。また、半夏・枳実・大棗・生姜はいわゆる〝おなかの薬〟です。長期にわたって服用する場合、漢方薬といえども薬なので、胃腸を傷める心配がありますが、これらの生薬が配合されていれば、その心配が少なくなります。

さて、表3（四五頁）に戻ってみますと、Aさんには柴胡加竜骨牡蛎湯、防風通聖散、大承気湯などの漢方薬も合っているように思えてきませんか。Aさんに柴胡加竜骨牡蛎湯、防風通聖散、大承気湯を処方してはいけないのか、三黄瀉心湯から大柴胡湯という薬の用い方しかないのか、という疑問をお持ちになった人もおられるでしょう。

結論から言うと、「大柴胡湯でなくてもよい」ということになります。要は、患者さんの多々ある症状（Aさんは少ないほうです）のどれを優先的に扱うか、どこにフォーカスするかによって、当然ですが使う薬は違ってきます。便秘に注目すれば大承気湯から開始すればよいでしょうし、長期安定を図るためには柴胡加竜骨牡蛎湯や防風通聖散でもよかったのかもしれません。私も当然、いくつかの漢方薬を念頭に置きながら治療しますが、そのときに最もふさわしいだろうと思うものをチョイスしているだけです。柴胡加竜骨牡蛎湯や防風通聖散にしなかったのは、柴胡加竜骨牡蛎湯よりは大柴胡湯のほうが、「清肝瀉火・通便」作用が強く、柴胡加竜骨牡蛎湯はどちらかと言うともっと神経質な人に用いることが多いためです。防風通聖散にしなかった理由は、「清肝瀉火・通便」作用が十分でないからというのがありますが、防風通聖散は構成生薬が一八種類と多く、個々の分量は少ないのに対し、大柴胡湯は八種類で個々の分量も多い、すなわちシンプルなほうから入るというのが基本だと思うからです。ちなみに三物黄芩湯は三種類、黄連解毒湯は四種類の生薬からなっていました。

症例2（Bさん）

七八歳、男性。無職。問診票によると、五〇歳ごろから高血圧で内科にて降圧剤の投与を受けているのですが、耳鳴り、頭痛、めまい、立ちくらみ、物忘れ、白内障、不眠症、寝汗、腰痛、頻尿など多くの症状を抱えていて、薬の種類がどんどん増えてきているので、薬の副作用が怖いから減らしたい、漢方治療だとそれが可能だと雑誌で読んだので、漢方に切り替えたいと思って来院されました。身長一六五cm、体重五一kg、小柄でやせ気味の人です。つき添いのご家族によると、最近では認知症の症状も出ていると言います。また、しょっちゅう「疲れた」と言って横になっているそうです。飲酒はほとんどせず、喫煙はしていません。

医　「こんにちは。Bさんはお薬をたくさん飲んでおられるんですね……一〇種類もありますね」

患「……はい……正直言って、薬を飲むのが毎日の日課みたいなんです。……こんなに飲んでいていいんでしょうかね……いや、飲まなきゃいけないとは……わかっているんですがね」

家族「でも、よく飲み忘れていますし、同じものを何回も飲もうとしたり。さっき飲んだでしょうと言うと、『うるさい！』とすぐ、しかも異様に怒るんですよ」

患「違う！　そんなことはないさ！」

医「まあまあ……」

Bさんは、やせ気味で、元気がなさそうです。しゃべり方も何となくたどたどしい人です。今日の血圧は一一六／五四mmHg、降圧剤は二種類（カルシウム拮抗薬とアンジオテンシンⅡ受容体拮抗薬）を飲んでおられます。ほかにも、認知症の薬、腰痛の薬、睡眠導入剤、精神安定剤、前立腺肥大症の薬、めまいの薬、胃薬、ビタミン剤などが処方されています。高齢者にありがちな**ポリファーマシー**、つまり多剤併用の状態です。ポリファーマシーでは、個々の薬による副作用のほか、複数の薬を併用することで起こる副作用もたくさんあり、特にこの人のように認知症にかかっていれば、飲み忘れや過剰服用なども起こりやすいので、できるだけ避けたい状況です。

ところで、漢方薬は一種類で多彩な作用を持つものが多く、最近は一般の雑誌やテレビなどでもそのことが知られるようになってきています。これはポリファーマシー問題へのよい解決策のひとつだと言えるでしょう。

医「さて、では身体の診察をします。まず脈を拝見します」

患「……」

医「(独り言) 脈は沈細弦(ちんさいげん)だな……手はいつも熱いんでしょうか」

患「そうですね……ああそうだ、足の裏もほてります」

医「わかりました。……次は舌の様子を拝見します……舌が赤いですね、のどはよく渇くんですか」

患「そうですね……しょっちゅう何か……飲んでいますね。でも、あまりたくさんはほしくないんですが」

医「わかりました。(〝舌質紅(ぜっしつこう)、舌苔は乾燥しており、舌下静脈は怒張していない〟とカルテに書く)。では次におなかを拝見します」

全体をみると、やせているけれどもそれなりに引き締まったおなかです。

医「押さえて痛いところがあればおっしゃってください」

患「……」

へその下あたりを押さえると、ペコペコとへこみ力がなく、漢方用語では「臍下不仁(さいかふじん)」と言います(図17)。ちなみに不仁というのは「人のようではない」、つまり自分の身体なのにそうではない感じがするということで、その部分を触られても感覚が鈍いことを言います。

医師は患者さんの四診を終えました。

✤Bさんの証を検討する

この人は、やせ、どことなく元気がない、物忘れ、怒りっぽい、不眠症、耳鳴り、頭痛、めまい、立ちくらみ、白内障、口渇、腰痛、頻尿など多くの症状がある人です。漢方的にもいろいろな証が混じっているのでしょうか。

✤気血の異常はあるか

まずBさんは、「華奢な体格」で、戸惑いながら話す、少し元気のない人です。「気」は十分とは言えません。物忘れも多いので、つまり漢方的には「気虚」の状態です。しかし、一方で物忘れを指摘されるとすぐに怒ってしまうようになっています。これは「気逆」です。気がありあまっている状態で「気逆」を起こすのならまだしも、気が少ないのに逆流してしまっては、体中に気が行き届かなくなって、非常に疲れやすくなってしまいます。気が頭へのぼっていかずに、めまいや立ちくらみを起こしているとも考えられます。

図17

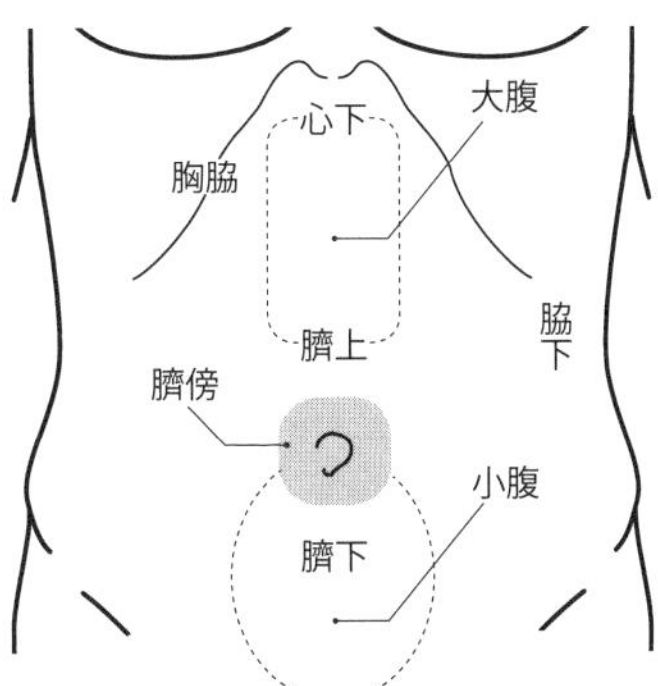

腹部の名称

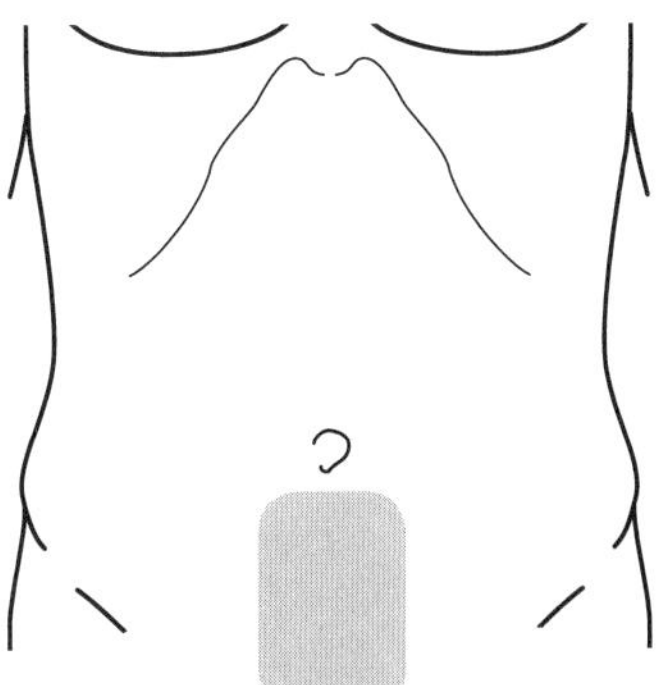

小腹不仁
（臍下不仁）

さて、漢方の古典の中でも特に重要な『黄帝内経』にはこう書いてあります。「肝は目に開竅し……肝は血を受けて能く視る……」。肝が眼につながっているのは症例1でお話ししました。肝は血が少ないと、視力が減退するというのです。また、血の不足で睡眠が浅くなるのも、漢方では常識です。口渇は陰の不足、つまり水（津液）の不足によることが多いのですが、ここではどうでしょうか。

✤浮上する熱は「腎」の異常

漢方の五臓で、老化に関連するものは「腎」です（図18）。

「腎」と言えば普通は腎臓を思い浮かべるでしょうが、漢方で言う「腎」は、尿をつくる、すなわち不要な水を捨てる「水を主る」という機能以外にも、多彩な働きをしています。

漢方では「腎は蔵精を主る」と言い、これはいままで言う精巣・卵巣としての機能で、生命の素を擁してい

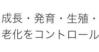

図18　腎　成長・発育・生殖・老化をコントロール

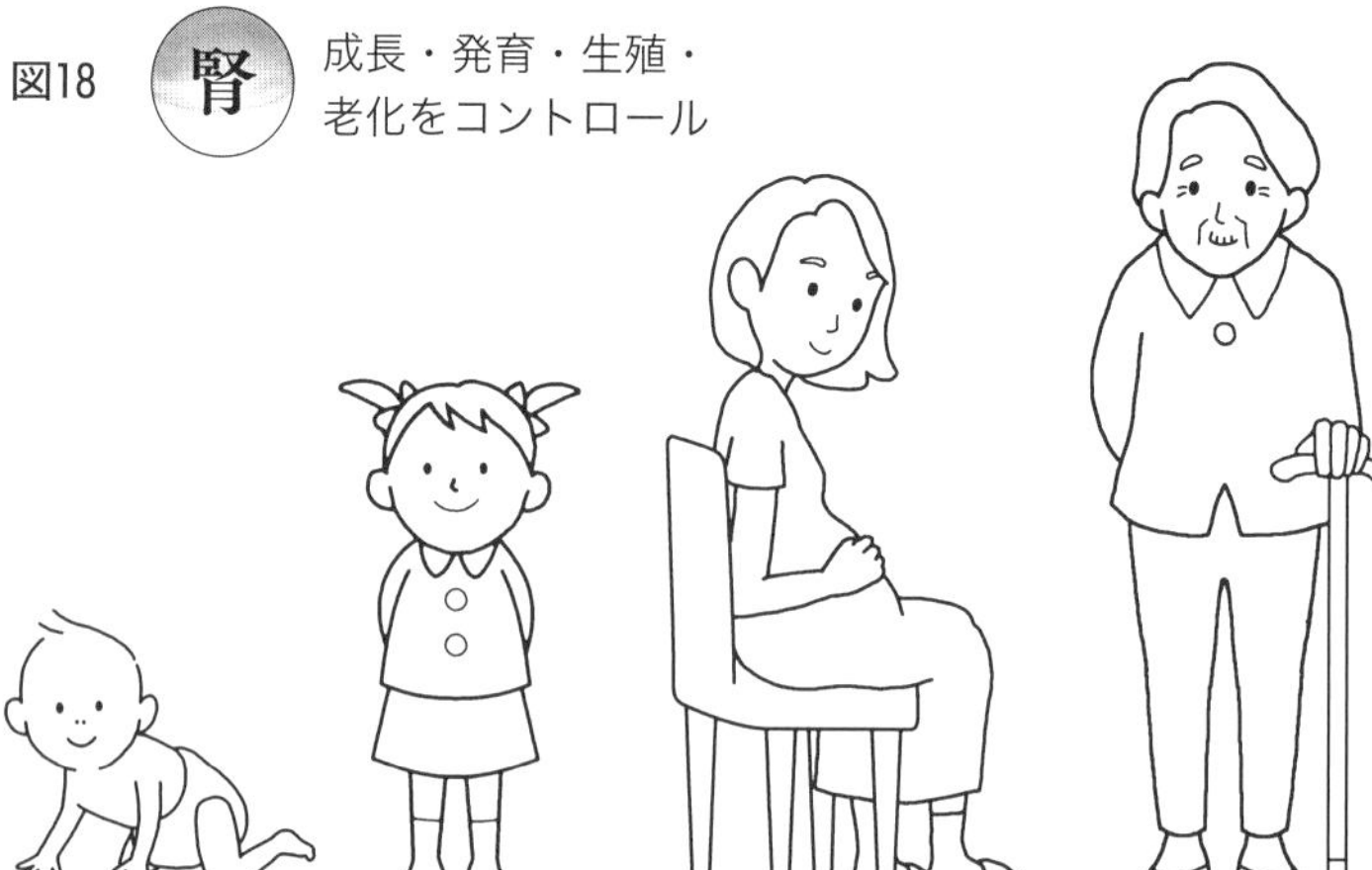

るという意味です。腎の働きが落ちると、子どもが生まれなくなります。また、腎は発育・生殖をコントロールする作用もあり、その人の年齢に応じた発育と成長、生殖を行わせます。腎の働きが落ちると、成長障害が生じたり、早く老化が進んだりしたりします。

また、「腎の華は髪にあり、骨を満たし、耳と二陰に開竅する」とよく言われますが、腎が蓄えた精が血に変わり、髪の毛をも栄養する。また、精は骨髄を形成し、そこでも血を生産するのです。「腎は耳と二陰に開竅する」と言うのは、耳の働きが腎と深くつながっていることを表し、腎の働きが落ちると、耳が遠くなります。二陰というのは前陰（陰茎または膣）・後陰（肛門）のことで、小便・大便（二便と言う）の排泄経路です。これも腎の働きが落ちると影響を受け、尿が出にくくなったり、あるいは頻尿になったり、便が出にくくなったり漏れたりするのです。余談ですが、髄が集まると「髄海」を形成します。これはいまで言う脳のことです。『黄帝内経』の『霊枢』には「脳は髄の海である」と書いてあります。腎の働きが落ちると、脳の働きも低下します。また『霊枢』は「髄海の不足があれば耳鳴りやめまいを起こす」とも言っています。

ここまでお話ししますと、Bさんの症状のほとんどが、腎の機能低下と関係があることがわかります。

さて、血圧と腎はどう関係があるのでしょうか。現代医学の腎臓と血圧の関係が知られるようになったのは、たかだか数十年前の話で、現代の降圧薬が登場したのも、漢方の歴史からみれば、まるで昨日か一昨日のことです。古典をみても、この関係を直接示唆するようなものは、肝や心と違って、ありません。血圧という概念が漢方にはなかったことはすでにお話ししましたね。

✤「腎」と「肝・心」の相互作用

漢方では五臓の相生・相克というものがありました（三九頁参照）。「腎」に関するものは、五臓で言うと、「肺」が母で「肝」が子です。また、相克関係にあるのは「脾」と「心」ということになり、「脾は腎を克する」「腎は心を克する」わけです。

さて、この中で「腎は心を克する」に着目します。腎は「水を主る」ので、これが機能低下すると水があふれたり、足りなくなったりします。水は、血とともに陰と呼ぶのでした（三七頁参照）。そうすると、水が足りないのを「陰虚」と呼ぶことが多いのですが、口渇という症状はこれの表れかもしれません。また、陰虚で水が不足すると、本来ならば水が冷却しているはずの身体の中の「陽」が冷却されなくなりますので、陽の独り勝ち状態になってしまいます（図19）。そうすると陽の「温める」性質が過剰に出現し、熱となります。また、陽は浮上する性質がありますので、身体の上のほうが熱を帯びます。怒り

図19

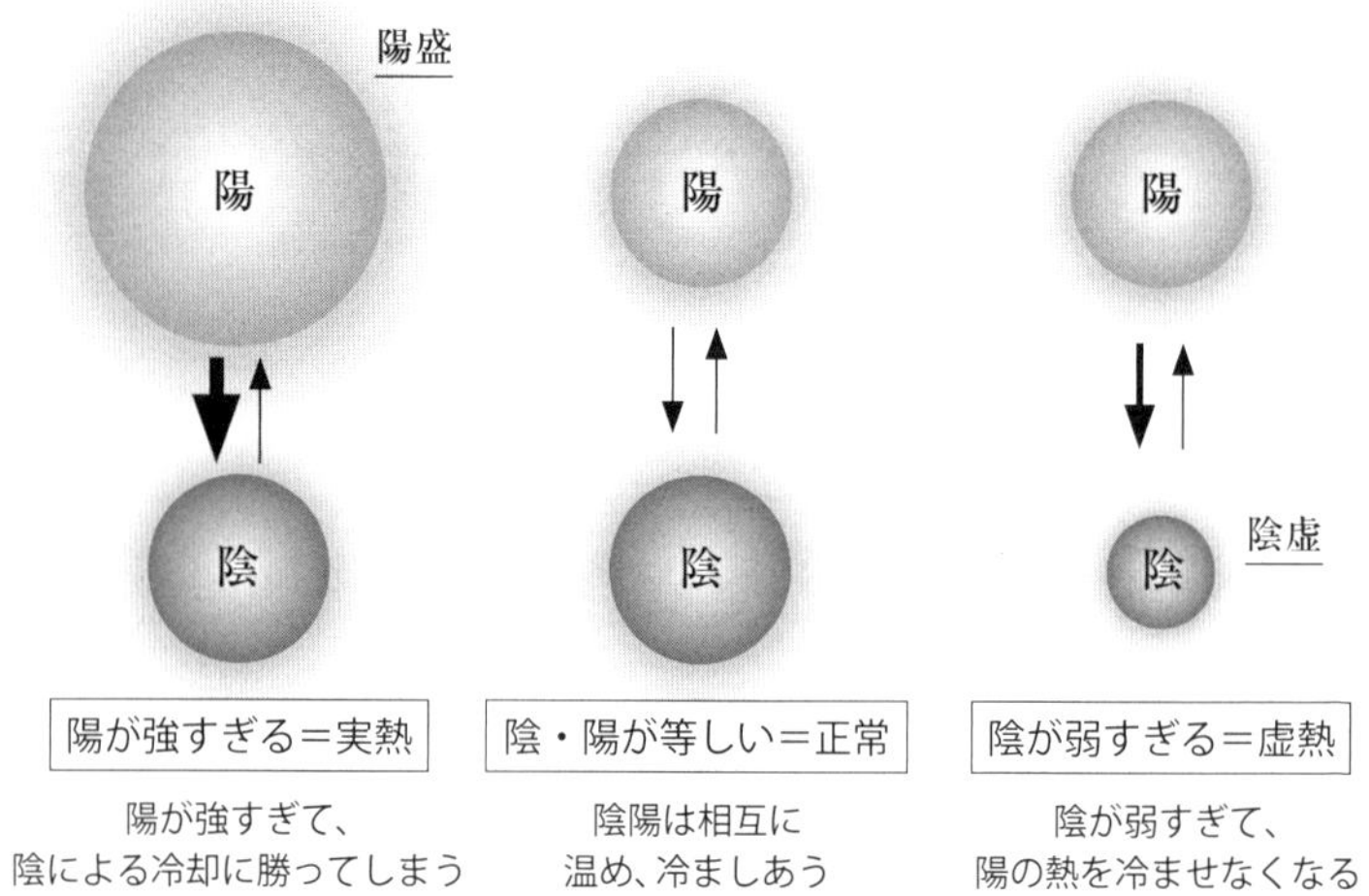
陽盛
陽
陰
陽が強すぎる＝実熱
陽が強すぎて、
陰による冷却に勝ってしまう
陽
陰
陰・陽が等しい＝正常
陰陽は相互に
温め、冷ましあう
陽
陰
陰虚
陰が弱すぎる＝虚熱
陰が弱すぎて、
陽の熱を冷ませなくなる

っぽさ、不眠、寝汗、ほてりなどはこれに関わりがありそうです。「心陽」も腎の水が冷却できますが、それが減弱するので心陽も暴れますし、肝の陽というのもありましたが、これも暴れます。これらのことから、Bさんの状態を漢方的に一言で言うと「陰虚陽亢」と言います。

✤症例2の診断と治療

医「Bさんは、血圧以外にもいろんな症状でお困りで、たくさんの薬も飲んでいらっしゃいますね。漢方薬を使うと、これらが減らせるかもしれません」

患「へえ、それは嬉しいですね」

陰虚陽亢は、Aさんの「肝鬱化火上炎」にも似ていますが、根本が陰虚ですから、そこに対応することが必要です。またBさんは高齢者でもあり、腎の機能はおのずと若いころよりも低下していますから、腎虚、特に腎の陰虚と考えて、それを治す漢方薬を選びます。そこで基本には六味地黄丸（または六味丸とも言う）を据えたいのですが、これに陽亢の部分を治療する薬である知母・黄柏を加えた「**知柏地黄丸**」という漢方薬を使うことにしました。これは煎じ薬で処方しました。なお、たくさんの現代薬は当分の間そのまま続けていただくことにし、様子をみながら徐々に減らしていく作戦を採りました。

二週間後。

医「こんにちは。ご様子はいかがですか」

患「(血圧手帳を渡す)まだ特に変わりはありません」

結果的に漢方薬という薬が増えたのですが、奥さんに煎じていただき、毎日服用しているとのこと。においや味が独特で、しかも熱いうちに服用しますと時間がかかります。これがかえって、ご自分が病気に向き合うという姿勢をかき立ててくれたようだと奥さんはおっしゃいます。

その後の経過ですが、二年ほど漢方薬を服用されました。睡眠導入剤、胃薬、ビタミン剤などはわりとすぐに打ち切ることができましたし、頻尿の薬も徐々にはずし、降圧剤も一種類で済むようになりました。このように経過良好でしたが、娘さんのいる土地へ転居され、こちらでの治療は終了しました。

✤症例2のまとめ

Aさんの場合のように、「漢方治療だけですべて治し切る」というのは気持ちのいいものかもしれませんが、このBさんのようにポリファーマシーを避ける目的で漢方薬を導入し、結果として併用薬を減らすことができたのも、大きな貢献だと言えるのではないでしょうか。現代ではむしろこういう漢方薬の使い方のほうが多くなっていると思います。病気は違いますが、ネフローゼ症候群などでは、標準治療としてステロイド(副腎皮質ホルモン)が用いられることが多いのですが、ご存じの通りステロイドには副作用が結構あります。ここで柴苓湯などの漢方薬を併用すると、使用すべきステロイドが少なくて済むという研究結果がいくつか出ています。

陰虚陽亢は、症状としては陽の亢進、すなわち口渇、ほてり、寝汗などの熱症状がよくみられます。しかし、先ほども説明したように、この熱は本来、水（陰）によって冷ましておくべきものです。水（陰）がないからコントロールを失って出現した熱症状ですので、実際に熱がわいているわけではなく、陰が虚したために出てくる「みかけの熱」のようなものです。これを漢方では「虚熱」と言います。一方、熱射病や病原体の感染などで身体が生み出す熱を「実熱」と言います（六八頁図19参照）。

虚熱と実熱では、漢方治療は少し異なります。実熱なら、黄連解毒湯や白虎加人参湯などで徹底的に冷ます手法を採りますが、虚熱を徹底的に冷ますと、もともとが虚熱ですから、一気に身体が冷えてしまって非常に重症化する危険があります。Bさんはもともと元気がなく、気虚でもありますから、あまり激しい薬は使えません。そこで知柏地黄丸でじんわりと冷ましたのです。

知柏地黄丸は、先にお話ししたように、六味丸をベースに組み立てられた処方です。六味丸自体に陰を増やし熱を冷ます作用（清熱作用）がありますので陰虚陽亢によく、これに比較的軽めの清熱作用を持つ知母・黄柏という生薬を足したものです（図20）。この例をみると、漢方薬が非常にうまく組み立てられていることがわかると思います。

「漢方薬も単なるポリファーマシーではないか」という批判を見聞きすることがあります。確かに知柏地黄丸は八つもの生薬が入っているから、これもポリファーマシーではないかとみる向きがあっても不思議ではありません。ところで、ひとつひとつの生薬は、それぞれ何らかの作用（薬理作用）を持ちます。これを熟知した人が漢方薬を組み立てる（レシピをつくる）と、ある生薬が別の生薬の作用を引き出して、比較的少量の薬量で大きな効果が得られる工夫がしてあったり、ある生薬が別の生薬の副作用を抑えるような工夫がしてあったりします。したがって、「漢方薬も単なるポリファーマシーではないか」という批判はあてはまらないのです。ただし、漢方薬を何の見境もなしにいくつも併用するのは、これはポリファーマシーと同じです。

図20

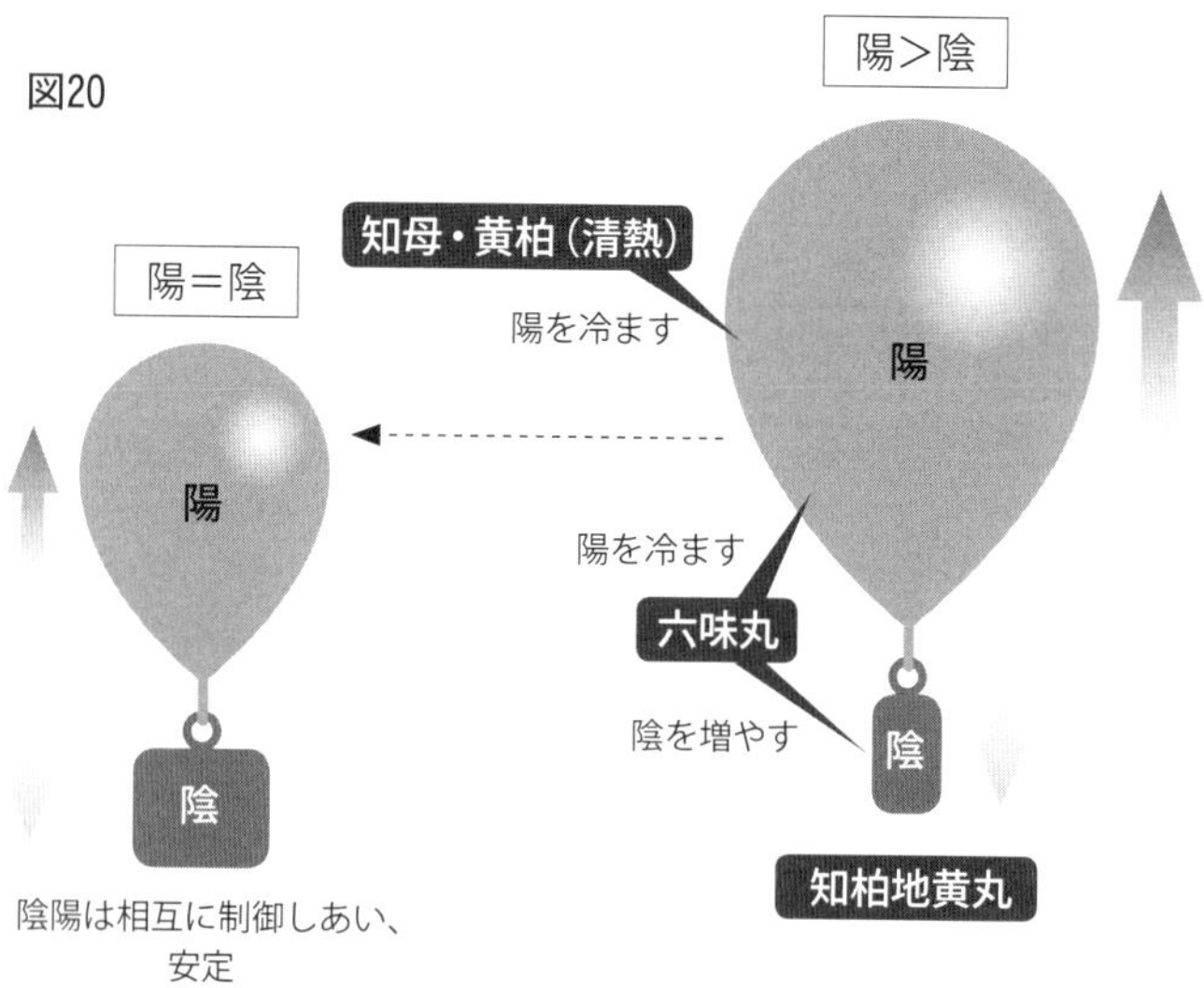

コラム　六味丸

六味丸はすでに述べたように知柏地黄丸のベースとなる漢方薬ですが、ほかにも六味丸をベースとする漢方薬がいくつかあります。かの有名な**八味丸**（**八味地黄丸**）は、六味丸に桂皮＋附子というともに身体を温める作用（補陽作用）の強い二種類の生薬を加えたもので、八味丸は腎陰虚に腎陽虚も加わった状態の人によい、ということになります。さらに、八味丸に血行をさらに改善し、特に下半身の血流を上げるとされる牛膝、水の流れを改善し利尿作用や下痢を止める作用のある車前子、という二種類の生薬を加えたものは**牛車腎気丸**と言います。八味丸の持つ活血作用・利尿作用を強化したものと考えられます。これらは健康保険診療でも使用されています。

このほか、健康保険外の漢方薬ですが、六味丸に五味子を加えた**都気丸**があります。五味子は陰を増やし咳を止める作用があります。都気丸に、今度は肺の陰を増やして咳を鎮め、熱を抑える麦門冬を加えた**麦味地黄丸**というものもあります。

症例3　Cさん

四四歳、男性。事務職。身長は一七三cm、体重は八一kg。小太りでぼってりとおなかまわりが出た、色白の人です。問診票によると、四年前から健康診断で高血圧のほか、コレステロール値が高いこと、尿酸値が高いことなどから、会社の健康管理室から食事指導・運動指導を受けるように勧奨されてきましたが、元来面倒くさがりなので、特にこれらを改善するようなことはしていません。一人暮らしで、休日は昼すぎまで寝ていて、特に趣味もなくいつも家でごろごろしているとのことです。食べるものは油っこいものや甘いもの、塩味の強いものが好きで、ファストフードやチョコレート、アイスクリームが多く、飲酒はビールをほぼ毎日一本飲むそうです。喫煙はしていません。また運動らしい運動はほとんどしないという人です。

症状としては、めまい、頭重感、やる気がない、だるい、睡眠時間を十分にとっても疲れが抜けない、脚がむくむ、汗をかきやすい、下痢しやすい、と多彩です。血圧よりもこちらの症状のほうを何とかしてほしい、というのが受診の動機のようです。

医「こんにちは。Cさんは毎日お疲れのようですね」

患「全然疲れが取れないんです。休みにはあれしよう、これしよう、とは思うんですが、いざ休日になると疲れて家でごろごろしてばかりです」

医「お仕事はどんな内容ですか」

患「デスクワークですね。一日中座りっぱなしで、夕方になると脚がむくんでくるんです」

医「なるほど……。血圧は急に上がってきたんですか」

患「いえ、もともと少し高めだったんですが、四年くらい前から黄色信号と言われています」

医「体重のほうはどんな感じですか」

患「一〇年くらい前は七〇kgくらいだったんですが、ごろごろしてばかりいるので徐々に増えてきたんです。去年でしたか、あまりに疲れが取れないので何か病気かと思って内科を受診したんです」

医「何か検査は受けましたか」

患「橋本病ではないかとか、副腎皮質の機能が低下しているのではないかとか、詳しく調べてもらいました。結果を持ってきています」

医「そうですか、ちょっと拝見します……そうですね、特に異常値は出ていませんね」

患「はい。先生からは『何ともないけれども、このままだと寿命が縮むから、とにかくやせなさい』と、おどされましたよ」

若い年齢の肥満の患者さんで血圧が高い人をはじめてみた場合、常に二次性でないかどうかを考えに入れておかねばなりません。急激に体重や血圧が上昇するのは、ホルモン産生腫瘍によるものが比較的多いからです。これをまず除外しなければなりません。Cさんはすでに精密検査を受けておられました。

医「そうですか……では血圧を測ってみましょう……一六〇／一〇〇mmHgですね。ご自宅ではどれくらいですか」

患「家には血圧計がないので、職場で測ると、だいたいそれくらいですね」

医「それで、やせるために、何かなさいましたか」

患「万歩計を買って、隣駅から歩いたりしましたが、すぐ疲れてしまって、三日坊主です」

Cさんは、いわゆる「メタボ（メタボリックシンドローム）」のようです。食事は摂りすぎ、運動は不足しているなど、生活習慣に大いに直すべきところがあります。漢方で何とかなるものなのでしょうか。

医「さて、では身体の診察をします。まず脈を拝見します」

患「……」

医「（独り言）脈は沈弦滑（ちんげんかつ）だな……胸がドキドキしたりすることはありませんか」

患「ああ、よくあります。少し走っただけでドキドキもしますし」

医「わかりました。……次は舌の様子を拝見します……（〝舌質淡紅（ぜっしつたんこう）、舌苔は白膩（はくじ）〈分厚くて汚れた白い苔がついている〉〟とカルテに書く）。では次におなかを拝見します」

おなかが全体に膨満していて、しかもぶよぶよとしていて締まりがありません。こういうおなかを漢方ではよく「蛙腹（かえるばら）」と言います。水太り体質の人によくみられます。

医「押さえて痛いところがあればおっしゃってください」

患「……」

医師は患者さんの四診を終えました。

✤Cさんの証を検討する

この人は、肥満、めまい、頭重感、やる気がない、だるい、睡眠時間を十分にとっても疲れが抜けない、脚がむくむ、汗かき、下痢など多くの症状がある人です。

✤気血の異常はあるか

漢方的にみますと、Cさんは「水太り体質」で、疲れやすく元気のない人です。「気」は不足しており、気虚の一種でしょう。ちょっとしたことで汗をかくのも、気虚によることがあります。これはあとで説明します。

また、油っこくて味の濃い、栄養の偏った食事を好み、しかも運動しないのならば、当然太ってしまいます。しかも全体に水気が多いと考えられるので、「水」の過剰があるようです。めまい、頭重感などは、水が上部へ支障をきたしていることを意味しますし、むくみや下痢もありますので、まぎれもなく水毒（すいどく）だと言えるでしょう。動悸や汗かきなのも、水の過剰から来ていると考えられます。

純粋な「血」の異常は、これを思いつくような所見はありませんでした。

✤「脾」の異常で水がたまる（図21）

漢方の五臓で、「脾」はどういう働きをしているのか、おさらいしてみましょう。表2（三九頁）では「飲食物を吸収し、気・血・水（津液）を生成させ、全身へ栄養を送る」のでした。これを漢方風に言うと、次のようになります（原文は『黄帝内経』に記載されています）。

①脾は運化を主る……脾という「臓」は、飲食物を消化し（化）、栄養を全身に輸送する（運）ものです。したがって、脾の機能が低下すると食欲不振、疲れやすさ、倦怠感などの症状が現れます。また、脾は水をも輸送するため、脾の機能が低下すると、水毒が起こります。

②脾は昇清を主る……栄養物質（清）を心や頭部など身体の上部へ運ぶ作用です。したがって、昇清作用が低下すると、めまい、ふらつきなどが起こります。

③脾は生化・統血を主る……血をつくり（生血とも言う）、血が脈の外へあふれ出ないようにする

図21

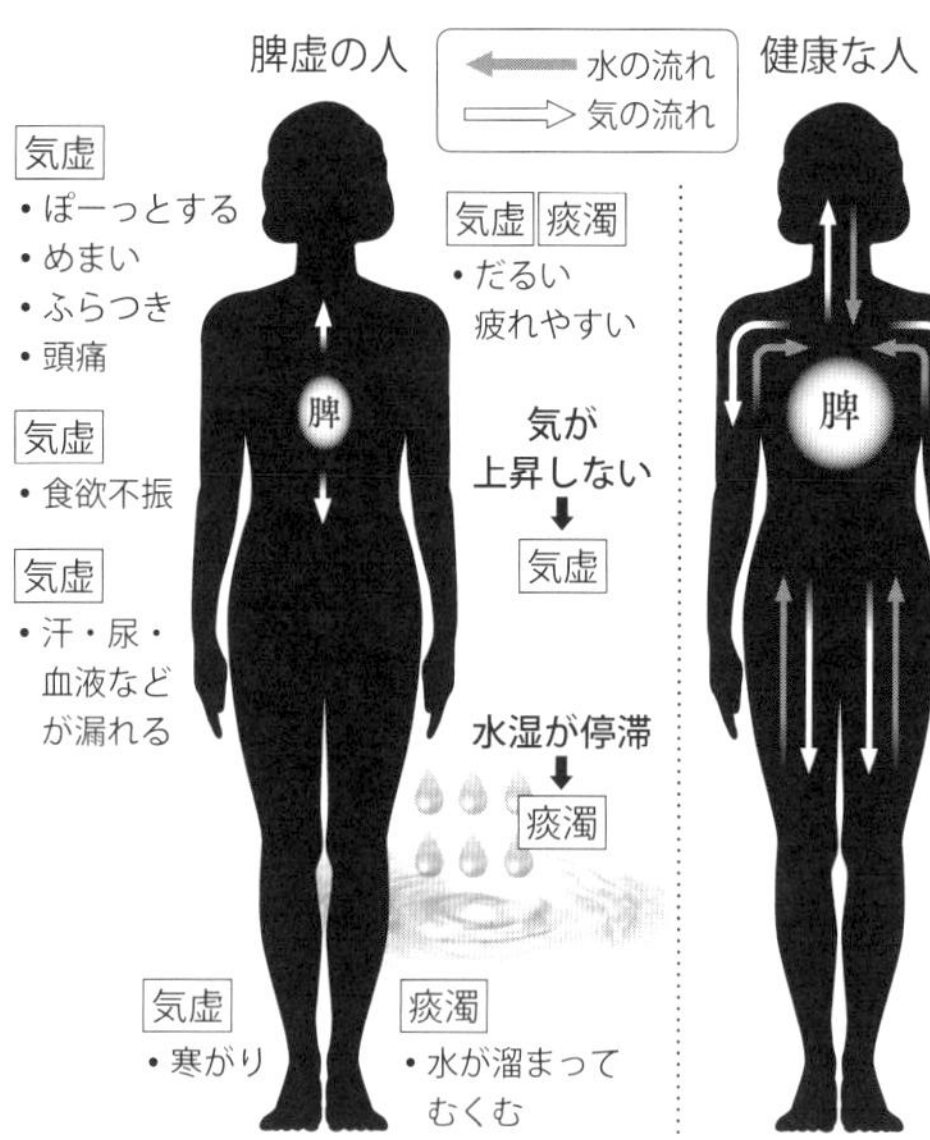

作用（統血）です。したがって、脾の統血機能が低下すると、血便、血尿、性器出血などの出血症状が現れます。また、統血というのは、気の作用によるものですから、汗を漏らさないという作用も広い意味では含みます。したがって、汗かきというのはやはり脾の機能低下でも起こりえます。

『黄帝内経』には「脾は痰を生む源である」という記載があります。痰というのは、現在のように咳とともに気管から出てくる液体を指すだけでなく、体内にたまった水のことを広く指してこう表現することがあります。漢方では多くの場合、飲食の不摂生（食べすぎ）、働きすぎあるいは運動不足が挙げられています。あるいは慢性疾患で体力が消耗することによるもの、あるいは生来のもの、のいずれかによって脾の機能低下が起こります。脾の運化機能、特に水を運化する作用が失調すると、水・湿の停滞が生じるため湿が勢いを増します（脾虚湿盛とも言う）。すると痰があちこちにたまり、これがめまい、頭重、むくみなどの症状を起こすと考えられます。『黄帝内経』には「種々の水気による腫満は、すべて脾に属する」という表現もあります。日本漢方ではこれを水毒と言うのでした。痰でも、こういう食べすぎ＋運動不足によって生じるものは、身体にとって好ましいものではありません。汚らしいものですので、特に「痰濁」と呼ぶことがあります。

なお、めまいには、症例1のように肝火上亢の場合もありますが、痰濁によるめまいは熱症状を伴わなくても起きるものであり、ぐるぐると視野がまわるようなめまいから、身体が揺れるようなめまいまで、さまざまな症状が起こります。こういう状態を「痰濁上擾」と言うことがあります。上擾というのは、「上昇して身体の上部を乱す」という意味です。

また、大事なことを忘れていましたが、肥満とは水がたまる水毒以外に、本来はほかの部位へ脾によって運ばれる栄養物質が皮下脂肪になってたまったもの、と考えてもよいでしょう。いずれにせよ、脾の失調によるものです。

さて、高血圧と脾にはどういう関係があるのでしょうか。古典をみても書いてありません。むしろ、古典（主に『黄帝内経』）の記載を深く理解し、相互につなげてみることで理解できると思います。これまでの議論から、どうやら痰濁（水毒）が気血の流れを阻んでいるようです。これが上記のようにめまいや頭痛を起こすだけでなく、心の「ポンプ機能」に負担を増大させ、血圧が上がっているのではないか、ととらえることができそうです。

コラム　黄帝内経

本書でもたびたび引用してきましたが、『黄帝内経』という書物は、恐らく現存するなかでは最古の医学書と言ってよいものでしょう。紀元前二〇〇年ごろに中国で書かれたとされていますが、詳細は不明です。たび重なる戦火をくぐり抜けてきたため、現物は恐らく散逸してしまっており、現在は唐の王冰（おうひょう）がまとめた『素問（そもん）』と『霊枢（れいすう）』の二冊に分かれて伝えられています。『素問』が基礎理論のまとめ、『霊枢』は治療（主に鍼灸による）の具体的な方法が書かれています。以後、雲（うん）

霞のように医学書が出版されていきますが、いまも伝わる中国伝統医学書のほとんどは、『素問』の理論を踏襲していると言ってよいでしょう。歴代の医学者たちが、理論として立脚してよい書物と判断したものであり、臨床に応用しても揺るぎない正しい内容だからです（一部にあやしいところもありますが）。それはすなわち、日本の漢方医学の理論のもととともなったのでした。年代がくだるとともに、漢方が独自の理論を構築していくのは前に述べた通りですが、それでも『素問』がバックボーンをなしているのには違いありません。だから本書でも、『素問』の記載を重視してたくさん引用しているのです。

✤症例3の診断と治療

ここまでお話ししますと、Cさんの症状のほとんどが、脾の機能低下と関係があることがわかります。Cさんの場合は明らかに飲食の不摂生＋運動不足によってできた痰濁によるものです。証としては脾虚湿盛・痰濁上擾証と言えるでしょう。

脾の機能失調による水毒の治療は、当然脾に着目して行います。

医「Cさん、血圧を下げるには、やはりまずは食事の内容を見直して、適度な運動もして、体重を落とすことが基本だと思いますよ」

患「いままでさんざん言われてきましたけれども、やはり難しいですね」

医「ただやせろ、と言うだけでは、どうしていいかわからないでしょうから、きちんと食事指導・運動指導を受けることをおすすめしますよ」

患「これを機に健康管理室へ行ってみます」

医「漢方では、胃腸に負担がかかりすぎたせいで身体に水分とか脂肪が蓄積し、これがめまいや頭重感などを起こし、血圧も上げていると考えます。まずは胃腸の負担を軽減するような漢方薬からはじめてみましょう」

患「へえ、胃腸が血圧に悪さをしているんですね」

会話の通りですが、Cさんは脾虚湿盛・痰濁上擾証ですから、脾を整え、湿（痰濁）を減らし、これが頭部や血圧に悪さをしないようにする、という治療方針で臨むことにしました。これには**半夏白朮天麻湯**（はんげびゃくじゅつてんまとう）という漢方薬が最適です。エキス製剤を処方しました。

二週間後。

医「こんにちは。ご様子はいかがですか」

患「栄養指導と運動指導を受けはじめました。自分がいかに間違った食事をしていたか、反省しましたよ」

医「それはよかったですね」

患「プロの指導は受けてみるもんですねえ。もっと早くはじめればよかったなあと思います」

医「まあ『今日より早い日はない』と言いますから、よしとしましょうよ。では血圧を測ってみましょう……おっ、一四六／九〇mmHgになっています。早速効果が出ているようですね」

その後の経過ですが、体重が順調に減り、六か月後には七六kgまで落ち、血圧も一二六／七四mmHgとなりました。コレステロール値や尿酸値もみるみる下がり、基準範囲内に収まるようになりました。体重はその後多少の増減はあったのですが、一年後には七二kg、血圧も一一六／七〇mmHgとなり、治療を終了しました。漢方薬がよかったのか、食事・運動指導がよかったのか、おそらく後者ではないかと思いますが、漢方治療が生活習慣の改善へのきっかけとなってくれたような気はします。

✤症例3のまとめ

すでにたくさんお話ししてきたので、まとめも不要かもしれませんが、Cさんのように生活の不摂生がたたっていわゆるメタボになっている人は非常によくみられます。現代の食事はハイカロリーのものが多く、外食ではうっかりすると、たとえ一食を食べただけでも一日分の必要カロリー量を超えてしまうこともありえます。その多くの場合、脾が傷めつけられています。また、何でも便利になりすぎて、身体をいちいち動かさなくても用が足りるため、運動不足になっている人も少なくないでしょう。

脾を整える漢方薬は「補脾薬（ほひやく）」と呼ばれますが、その代表は四君子湯（しくんしとう）、六君子湯（りっくんしとう）、補中益気湯（ほちゅうえっきとう）などです。それぞれ用途、使用目的、すなわち合う証が異なります。Cさんに用いた半夏白朮天（はんげびゃくじゅつてん）

麻湯（まとう）は補脾薬ですが、同時に頭部の「痰濁」を減らす作用があります。つまり「痰濁」の除去促進と生産そのものの抑制に二重に効くわけです（図22）。なお、半夏白朮天麻湯（はんげびゃくじゅつてんまとう）は痰濁を消す力があるため、「湿った状態」の患者さんに用います。症例2のような陰虚の人、「乾いて」いる患者さんには用いることができません。

図22　補脾薬の働き

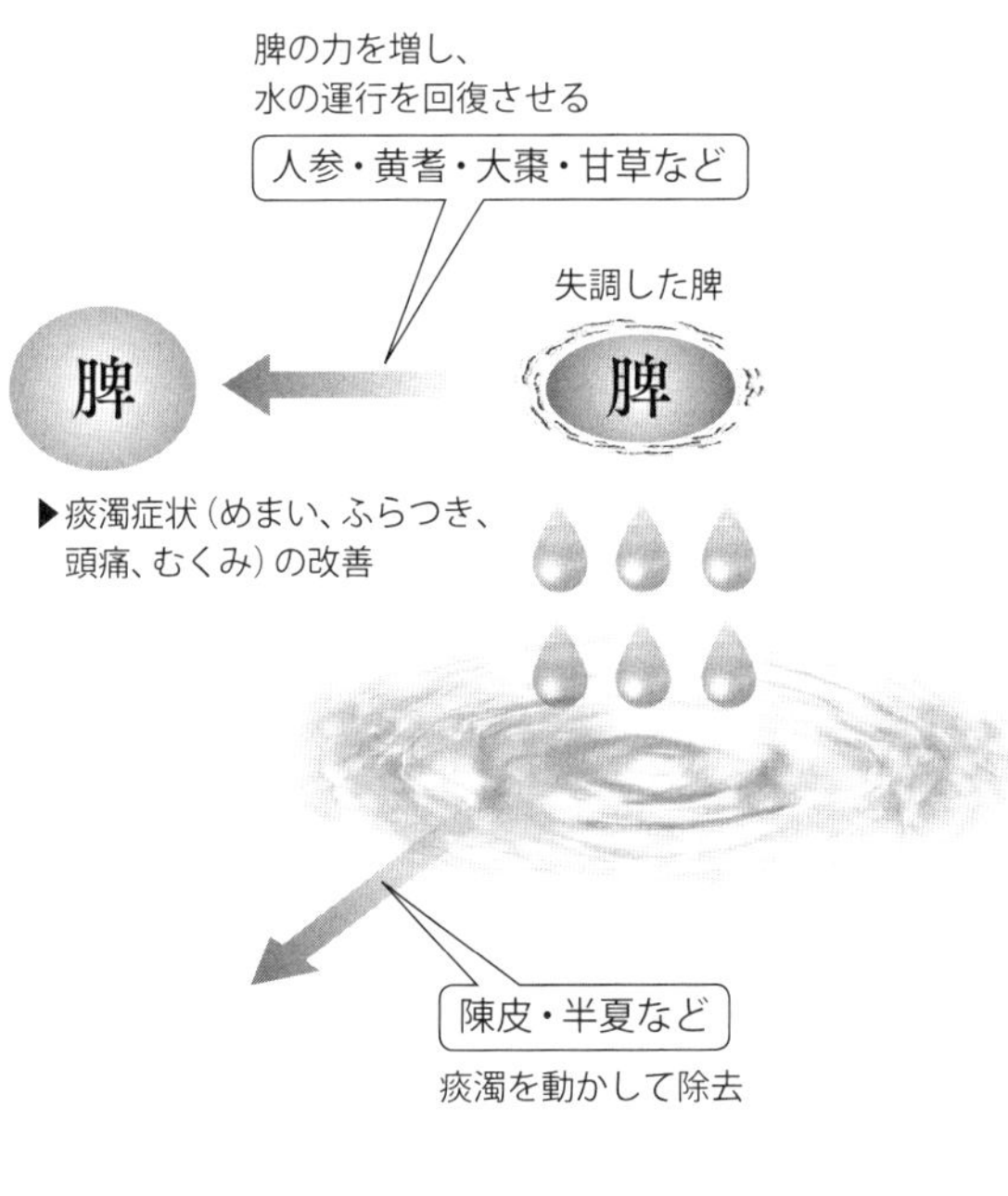

コラム　補脾薬

先ほど挙げましたが、漢方治療では補脾薬を使うことが非常に多いです。脾というのは「運化」「昇清」「生化・統血」を主る臓ですから、エネルギーをつくり出し、全身へ運び、しかもそれを漏らさぬようにするという、まさにエネルギー（気）の供給源・供給システムなのです。電力会社のようなものですね。

現代人特有の暮らしぶりは脾機能を容易に低下させて脾虚になり、ひいては気が不足して気虚になります。現代人は総じて「脾虚状態にある」か「脾虚予備軍」だと言えます。脾虚・気虚は慢性疾患でも起こりますので、現代人が病気の種類によらず何らかの慢性疾患を抱えていると、それはすなわち脾虚・気虚を抱えているのと同義なのです。気を消耗して病気になり、翻って病気が気を消耗させるのです。漢方治療に補脾薬は必須、と言ってよいでしょう。

そもそも補脾する生薬に人参という素晴らしい薬がありますから、これをベースに組み立てられた補脾薬が多いものです。代表例が四君子湯です。もっと言うと、四君子湯をベース・基本骨格に持つ補脾漢方薬がたくさんあります。六君子湯は四君子湯に陳皮・半夏という痰濁を消す生薬二つを足したものですし、下痢の治療によく用いられる啓脾湯、著明な疲労倦怠に用いる補中益気湯、気虚に加えて著しい血虚をきたしている患者さんに用いる十全大補湯などは、四君子湯の主な生薬を含んでいます。

症例4　（Dさん）

五二歳、女性。専業主婦。問診票によると、四九歳で閉経したあたりから顔が突然カーッと熱くほてったり、頭から滝のような汗を冬でもかいたり、動悸がしたり、わけもなくイライラしたり不安になったりするようになりました。友人から、「それは更年期障害だよ。女性ホルモン製剤の内服が効く。自分も飲んでいるからあなたも飲んでみなさい」とすすめられたそうです。このほかにも、血圧が二年前から上がりはじめ、最近受検した人間ドックでは一六二／九六mmHgとなり、そろそろ降圧薬の内服治療を受けたほうがよいとすすめられました。しかし、とにかく現代薬の内服は避けたい、漢方ならば全身を総合的にみてくれるということを知り、私のところへ受診されました。

身長一五八cm、体重五三kg、普通の体格の人です。特に大きな病気をしたこともなく、ドックでは血圧以外、特に何も引っかかっていないそうです。

医　「Dさんこんにちは。更年期障害でお困り、と問診票に書いてありますが、ああ……人間ドックでいろいろと検査もお受けになっていますね」

患　「更年期障害かどうか、オプション検査もつけてもらったんですが、やはり更年期障害でしょうと。……テレビ番組でみたバセドウ病かとも思ったのですが、違うと言われました」

医　「症状が似ていますからね」

患　「はい。じゃあ、やはり更年期障害かなと思って。ホルモン剤は副作用が多いとネットに書い

医　てあったので、漢方がいいかなと思いました」

患「そうでしたか……ところで、いまも汗をかいておられますね」

「突然カーッと顔がのぼせて熱くなったり、電車の中で一人だけ汗を拭いたりしていて、恥ずかしいです」

医「いわゆる、ホットフラッシュですね。一日に何度もあるんですか」

患「はい。ひどいときは数十分おきに」

医「それはきついでしょうね」

患「はい。夜中も熱くてあまり眠れないので、私はクーラーをつけると、夫は寒いから温度を上げてくれと」

医「わかりました……ところで血圧は一六〇／九六mmHgと書いてありますが、一度測ってみましょう……やはり一六二／一〇〇mmHgですね。ご自宅でも測ったりされますか」

患「はい、血圧計を買って毎日測っていますが、だいたい上が一六〇、下はときどき一〇〇を超えます」

医「そうなんですね。肩こりとか頭痛とかはありませんか」

患「肩こりはずっと昔からですね。頭痛はあまり感じません。腰が痛いですね」

医「お通じはいかがですか」

患「便秘で困っています」

問診で、更年期症状がほぼ出揃っているように思います。

医「では脈を拝見します」

患「……」

医「(独り言)〝脈は沈細弦数だな〟……手はいつも熱いですか」

患「はい」

医「でも脚は冷えませんか」

患「冷えます」

医「わかりました。……次は舌を拝見します……(独り言)〝舌質紅、苔は薄くて、異常なし、と〟。では次におなかを拝見します」

患「はい」

医「押さえて痛いところがあればおっしゃってください」

患「……痛い！」

医「(独り言)〝へその両側に圧痛あり、と〟。はい、では起きていただけますか」

医師は患者さんの四診を終えました。この人は脈に特徴があります。

✤Dさんの証を検討する

では、Dさんの証はどのようなものになるでしょうか。これまで三人の症例を検討したように、漢方的に考えてみましょう。

✤気血の異常はあるか

Dさんはほぼ健康な人で、気虚ではなさそうです。ただし、ときどきカーッと熱く顔がほてり、頭から汗をかくという症状に、イライラが加わると、これは気逆の可能性があります。

また、肩こり、腰痛、へその両側の圧痛などは、瘀血（おけつ）と言って、血の流れが悪いところがあることを示唆しています。脚が冷えるのに上のほうは熱いというのも、下半身の血行不良による場合が考えられ、これも瘀血の一症状と考えてもよいかもしれません。

水の異常は、何と言っても頭からの「滝のような汗」でしょう。汗は水（津液）が漏れ出したものと考えてよいでしょう。しかし、これは水そのものが過剰だから起こっている症状でしょうか。よく考えてみる必要がありそうです。

✤女性と漢方

さてここで、ちょっと毛色の変わったお話をします。

漢方外来には女性の患者さんが多いです。私の外来だけをみても、九割以上は女性の患者さんです。男女は生物学的に異なる点が多々あり、診療にも反映されます。ここで、『黄帝内経』中の有名な箇所を挙げてみます。

「女子は七歳になると、腎の気が盛んになって、歯が生え代わって永久歯になり、髪が伸びる。

一四歳になると、生殖能力（原文では「天癸（てんき）」）が備わり、任脈（にんみゃく）が通って衝脈（しょうみゃく）*5が盛んになり、月経が定期的に来るようになり、妊娠できるようになる。二一歳になると、腎の気が全身に均一にめぐるようになり、親知らずが生え、歯が完全に生え揃う。二八歳になると、筋骨が引き締まり、髪が最も豊かになる。三五歳になると、陽明の脈が衰えはじめ、顔に皺が寄りはじめ、髪が抜けはじめる。四二歳になると、三陽の脈が衰え、頭部に行き渡らなくなり、顔はすっかり皺だらけになり、髪が白くなりはじめる。四九歳になると、任脈が虚になり、衝脈が衰え少なくなり、生殖能力が尽きてしまい、月経も停止し、性器が働かなくなって妊娠できなくなる」（上古天真論篇第一）。

いかがでしょう。七歳から四九歳までのことが書かれていますが、現在の女性の年齢とは多少ずれがあるにせよ、大筋ではこんな感じではないでしょうか。この「四九歳」以降が更年期に相当します。

ところで、「腎は蔵精を主（つかさど）る」と言うのでした（六六頁参照）。天癸（生殖能力）とは、別の言い方をすれば「腎精」でしょう。そうすると、更年期とはすなわち、天癸が尽きてしまったあとのことですから、腎（腎精）が虚してしまっているのです。現代医学では女性ホルモンを補充する治療法が行われていますが、この女性ホルモン＝天癸とみなすことも間違いではないでしょう。

✤更年期症状は「腎」の異常に帰着する

さて、上記でみたように、更年期症状のもとは「腎精（天癸）の虚」でした。腎精とは実態のある物質を想定しているようですので、陰に属すると考えてみます（実体のない「気」は陽に属するのでした）。腎精は、広い意味で腎陰虚と言ってもよいでしょう。

一方で、顔がカーッとのぼせるホットフラッシュというのは、熱証です。イライラ、不眠などもそうでしょう。さて、Dさんの脈は数（さく）でした。数脈というのは、脈が速いという意味の漢方用語です。熱がある場合によくみられる証です。したがって、Dさんの症状はやはり熱証なのです。

陰が虚して陽が盛んになっている、これは高齢者のBさんの症状（症例2）と似ていますね。そうです、「陰虚陽亢」でした（陰虚火旺とも言う）。頭は熱を持っているのに脚は冷えるというのが、更年期にはよくみられる症状（いわゆる「冷えのぼせ」）なのですが、これは文字通り「上熱下寒証」とも言われ、上は火（陽）の上亢で熱くなっていて、下は逆に陽がいなくなって冷えているのです（上盛下虚とも言う）。血圧が上がるのも、Bさんの陰虚陽亢と同じメカニズムによると考えられます（図23）。

図23

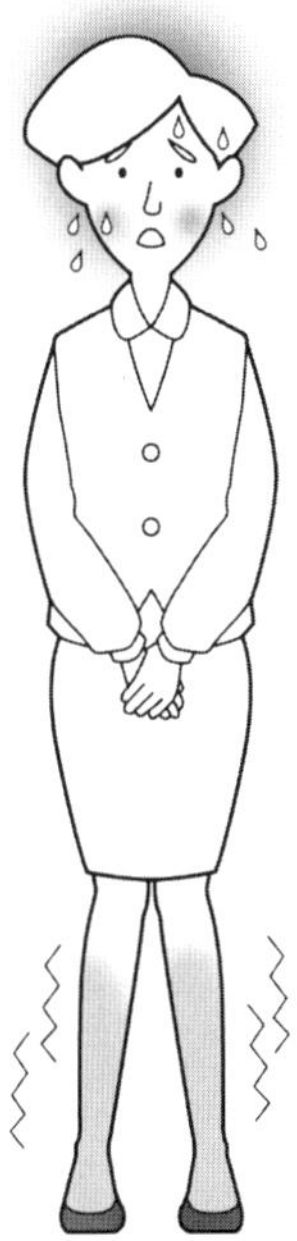

＊5　任脈、衝脈ともに「経絡（けいらく）」の一種です。経絡というのは、簡単に言えば「気血が流れるルート」のことです。気血は全身を流れますが、勝手に拡散するのではなく、決まった何本かの管のようなルートを通る、と東洋医学では考えられています。

✤症例4の診断と治療

それならば、Dさんの治療もBさんと同様に行えばよいはずです。Bさんは、陰を補い火を冷ます「知柏地黄丸」を使うのでした。漢方用語で言えば滋陰降火（補陰清熱とも言える）です。しかし、DさんはBさんと違ってわずか数年でいきなり症状が悪化しています。しかもDさんのほうが何だか症状が強そうです。脚の冷えもありますので、ただ「上を冷ます」だけでは足りないでしょう。こういうときに、特に中医学では二仙湯という漢方薬をよく使います。二仙湯は六つの生薬、すなわち仙茅、仙霊脾（淫羊藿）、巴戟天、当帰、知母、黄柏から構成される漢方薬で、知柏地黄丸のように知母、黄柏で上の熱を冷ますのですが、仙茅、仙霊脾、巴戟天という三つの生薬で下半身を温めます。ただしこの三つは陰虚を悪化させる可能性もある生薬ですから、補陰薬を併用する必要があります。なお、二仙湯は健康保険適用にはなっていません。以上のことから、類似の薬効を持つ生薬を選んで少し組み替えて、健康保険適用範囲で煎じ薬による治療を開始しました。用いたのは、杜仲、熟地黄、桂皮、当帰、知母、黄柏、茯苓、甘草などです。

二週間後。

医「こんにちは。ご様子はいかがですか」

患「頭の熱いのは、少し楽になったでしょうか」

医「以前が一〇だとしたら、いまどれくらいになっていますか」

患「八～九くらいでしょうか……」

医「わかりました、では診察してみましょう」

問診では清熱は若干効いているように聞こえますが、一〇が八～九になったというのは、患者さんの遠慮も入っていますので、「さほど変わっていない」ととらえてよさそうです。四診の結果も、特に舌の色調や脈の様子にほとんど変わりがありませんでした。清熱も補陰も両方強化してよいと判断しました。また脚冷えを改善するには、血流を下半身にもっと分配すればよく、そうすれば顔に直撃する血流が減って、上半身の熱も取れると考えましたので、清熱し水（津液）を生む石膏（せっこう）・麦門冬（ばくもんどう）と、血行改善をする牛膝（ごしつ）を加えました。

すると、徐々に効果が出はじめ、ホットフラッシュもなくなったわけではないけれども、苦にならない程度に収まるようになり、便秘も改善、脚冷えも改善し、何より血圧が一三〇～一四〇／八〇～九〇mmHgに収まるようになってきたのです。これでも決して低くはありませんが、現代医学的な「高血圧治療ガイドライン」に照らしてみても、糖尿病や腎臓病などほかの病気はないので、薬物治療が必要な高血圧の状態からは脱したと言えます。

✤症例４のまとめ

Dさんの場合のように、更年期症状の一環として冷えのぼせが出る人は非常に多いです。また、そもそもこの年代は、血圧が上がってくる時期でもあります。現代医学では、のぼせがあっても血圧が高くない人、血圧は高いがのぼせはない人から、きつくはないという人までバリエーションがあります。そもそものぼせと血圧の治療はそれぞれ独立したものであり、前者には女性ホルモン剤、後者には降圧薬がそれぞれ用いられます。しかし漢方は、こういう症状・病気を分断して考えるのではなく、陰虚陽亢ととらえるのです。もちろん、更年期とは任脈・衝脈の機能が失調したために起こる、という考えはあるのですが、全部ひっくるめれば腎の機能低下なのです。

✤お断り

ここまで、比較的典型的な高血圧の症例として四名の例を挙げて、どのように漢方診療を進めていくのかについてお話ししました。

繰り返しになりますが、高血圧には腫瘍などによって起こる二次性高血圧のルールアウト（除外）がまず必要です。この段階をなるべく早く超えることです。そして本態性高血圧だと診断したら、食事や運動などの生活指導を行いつつ、その効果が不十分な場合には降圧薬の導入を検討します。いずれの段階でも「漢方ファースト」ではいけない、というのが私の意見であり、多くの医師のコンセンサスだと思います。

はっきり申し上げますが、一般の降圧薬は、ほぼどれを用いても一定の降圧効果が得られます（ある程度の使用制限や、個々の薬の作用の強弱はもちろんあります）。一方、漢方薬の場合は患者さんの「証」に合わないものを処方してもほとんど効きません。さらに、「証」を確定するのにも医師の熟練が必要で、血圧計で血圧を測ればわかるというような単純なものではないため、漢方治療が「当たる」率は結構低いのです。しかも、「証」がぴったりと合っている場合にでも、降圧力は一般の降圧薬ほど強くはありません。しかも、一般の降圧薬ならば一日一回の錠剤の服用で済むところを、漢方薬の場合は二、三回とまずいものを飲み下す必要があります。漢方薬にも降圧作用があるという報告はありますが、全般に現代の降圧薬に劣っているようです。

では、どういう場合に漢方の出番になるかというと、降圧薬がその副作用、およびほかの併用薬との相互作用で使えない場合、併用薬が多すぎてかえって害をなすと考えられる場合、漢方でも何とかなる程度の血圧である場合、などでしょう。漢方薬のメリットとデメリットを医師も患者さんもよく考えて、賢く血圧をコントロールしていきましょう。

第二章　高脂血症（脂質異常症）の漢方内科治療

高脂血症（脂質異常症）とはどういう病気か

高脂血症とは、血液中に存在する総コレステロール（以下T－CHOLと略す）、LDLコレステロール（以下LDL－Cと略します）、中性脂肪（トリグリセライド、以下TGと略す）などの「脂」の濃度が、健康な人の値とされるよりも高い状態のことを言います。平成二六年国民健康・栄養調査によれば、現在のわが国では、LDLコレステロールが基準値（一四〇mg/dℓ）以上の人が、世代別にみると特に中年世代に多く、ほぼ三人に一人もいることがわかっています。高齢者にはもっと多いはずですが、すでに治療中の人が多いためか、統計上はこうなっています。それにしても多いですね。

ところで、そのLDL－C、TGというのは何でしょうか。

私たちの血液中には、いろいろな物質が含まれています。そのうちのひとつが脂質です。脂肪と少し違いますが、脂肪は炭水化物、蛋白質と並ぶ、食べ物に含まれる栄養素のひとつですね。脂質は人間の体内にある脂肪のことで、食事から摂った脂肪だけではなく、炭水化物からもつくられます。脂質は、燃やしてエネルギー源にしたり、細胞や血液をつくる材料にしたり、ホルモンの材料にしたりします。つまり、我々の身体にとって必要不可欠なものです。

しかし、脂肪の摂取量が多い状態が続いたり、脂質を合成したり分解したりする過程がうまく働かなくなったりすると、血液中の脂質がだんだん増えていきます。主な脂質のうち、LDL－C、

ＴＧが特に問題になります（後述）。だから「高脂血症」なのですが、「高脂血症」になると、ＬＤＬ－Ｃ、ＴＧとは逆に、ＨＤＬコレステロール（以下ＨＤＬ－Ｃと略す）は減っていきます。ＨＤＬ－Ｃは低いほうが問題になります（これも後述）ので、「高脂血症」という呼び名が部分的にはふさわしくないということになり、現在ではこの「脂質異常症」という名称に変わりました。

高脂血症（脂質異常症）の現代医学的メカニズム

脂質異常症がどうやって起こるのか、もう少し詳しくみてみましょう。

①コレステロールの異常

先にお話ししたように、脂質には、食事から摂り込むものと、体内（肝臓や腸）でつくられるものがあります。脂質は血流に乗って全身の細胞に運ばれるのですが、何しろ脂なので、水には溶けません。したがって、身体の中を移動するには「運び屋」が必要になります。

コレステロールはＬＤＬという「運び屋」にくっついて身体の各所へ運ばれて消費されるのですが、このＬＤＬに「乗っている」コレステロールがＬＤＬ－Ｃ（悪玉コレステロール、後述）です。また、コレステロールはあまった場合、回収されて肝臓に送り返されるという仕組みもあります。このときの「運び屋」はＨＤＬであり、ＨＤＬに「乗っている」コレステロールがＨＤＬ－Ｃ（善玉コレステロール、後述）です。肝臓に送り返されたコレステロールは、ＨＤＬ受容体によって受け取られ、肝臓の中へ入ります。そして肝臓がつくって分泌する胆汁に混ざって捨てられ、十二指腸に排出されますが、その多くは回収されて肝臓に再度戻ります。小腸の内腔表面には「小腸コレステロールトランスポーター」というさらに別のコレステロールの「運び屋」があり、これがコレステロールを取り込んで回収するのです。

コレステロールはこのように複雑なシステムで調整されているのですね。多くの場合、LDL－Cが増えるとHDL－Cは減り、LDL－Cが減えるとHDL－Cは増えます。

この複雑なシステムがどこかで破綻（はたん）すると、コレステロールが異常に減ったり増えたりします。増える場合が「高脂血症」、正確には「脂質異常症」です。LDL－C（悪玉コレステロール、後述）が血液中に増えると、血管にどんどんコレステロールが沈着していくようになります。これがきっかけとなって動脈硬化がはじまります。HDL－C（善玉コレステロール、後述）はこの過程を抑える方向に作用するから善玉だ、という説もあります。

「えっ、コレステロールが異常に減る場合もあるの？」と言う人もおられるでしょうが、先に述べた通り、コレステロールは大事な働きをしますから、少ないのも困るわけです（ここでの詳しい説明は省略します）。

②中性脂肪の異常

さて、食事から摂り込まれた炭水化物は、体内で分解されて糖になり、身体の各所へ運ばれてそのままエネルギー源となります。食べる量と消費する量が釣り合っていれば何も問題はないのですが、現代人の場合は往々にして食べる量>消費する量となりがちで、したがって糖があまります。糖のかたちであまれば糖尿病（後述）ですが、通常は肝臓で中性脂肪（TG）に転換されて、血流に乗って皮下脂肪組織や内臓脂肪組織へと運ばれ、そこで蓄積されます。この血流に乗っているTGが増えている状態を、「高トリグリセライド血症」と言います。蓄積脂肪が増えると肥満になって、それだけでもいけませんが、TGもまた血管に沈着して動脈硬化がはじまります。

脂質異常症の診断

脂質異常症は、それにかかっただけでは、初期には何の症状も起こしません。何年もかけて悪さをするのですが、ではかかったかどうかをどうやって調べればよいのでしょうか。それには血液検査が最上かつ唯一の方法です。血液検査をしなければわかりません。採血をして血中LDL-C、HDL-C、TGの値をみます。この三つの値のいずれかひとつでも表にあてはまれば、自動的に脂質異常症と診断します。

ちなみに、血中LDL-C値は高いほうがよくないので〝**悪玉コレステロール**〟、血中HDL-C値は逆に高いほうがよいので〝**善玉コレステロ**

表4　脂質異常症（高脂血症）の診断基準値
（動脈硬化性疾患予防ガイドライン2012年版による）

LDLコレステロール（LDL-C）	140mg/dℓ以上	高LDLコレステロール血症
HDLコレステロール（HDL-C）	40mg/dℓ未満	低HDLコレステロール血症
中性脂肪（トリグリセライド、TG）	150mg/dℓ以上	高トリグリセライド血症

ール〟と呼ばれます。どちらも正式な医学用語ではありません。

脂質異常症は、その原因によって「**原発性**」と「**二次性**」の二つに分けられます。高血圧と似たような考え方をします（一九頁参照）。

①二次性脂質異常症

ほかの病気や薬が原因となって起こる脂質異常症です。甲状腺機能低下症、糖尿病、腎臓病、ステロイド剤、経口避妊薬などによるものが比較的多くみられます。

②原発性脂質異常症

二次性ではない、残りの脂質異常症のことです。一番多いのは、食べすぎや過剰な飲酒、運動不足などの悪い生活習慣で起こるものですが、遺伝によるものも少なからずあります。後者は、特に血中ＬＤＬ－Ｃ値が非常に高くなる場合、血中ＴＧ値が非常に高くなる場合、両者とも非常に高くなる場合、などがあります。

高脂血症（脂質異常症）になると何が困るのか

すでにお話ししたように、脂質異常症（高脂血症）になると動脈硬化がはじまります。動脈は、全身に張りめぐらされており、心臓から酸素を含んだ血液（動脈血）を末梢へ送る大事な管なのですが、コレステロールが動脈の壁に沈着すると、それを食べるマクロファージという細胞が集まり、その死骸で血管が硬化するプラークができて動脈硬化になります。すると動脈内腔が細くなり、また壁が凸凹になるために血球が引っかかって血栓ができやすくなったりします。そうすると、末梢へ運ばれる動脈血が減り、末梢は酸欠に陥ります。

動脈硬化が心臓の冠状動脈に起こると狭心症や心筋梗塞になります。冠状動脈は、心臓に巻きついて心臓のポンプ機能に必要な酸素を心筋に与えていますが、狭心症は「一時的で可逆的な心筋の酸欠」であり、心筋梗塞は「非可逆的な心筋の酸欠」と言い換えることができます。詳しくは第四章、第五章でお話しします。

また、脳の動脈に硬化が起これば、脳が酸欠になります。脳というのは非常に多量の酸素を必要としますので、酸欠が起こると脳の細胞が壊死（えし）します。あるいは、脳から離れたところにできた血栓がたまたま飛んできて脳の動脈に詰まってしまえば、これも脳細胞の壊死を起こしえます。以上が脳梗塞なのです。脳梗塞は「脳細胞が窒息によって壊死したもの」と言い換えることができます。

動脈硬化は全身にできますが、ほかによく「困ったこと」になるのは脚の動脈に起こった場合です。今度は脚が酸欠になりますので、しびれや痛み、歩行障害が起きます。これは脚の閉塞性動脈硬化症という病気です。最悪の場合、脚が壊死してしまうので、脚を切断しなければなりません。

腎臓へ行く動脈（腎動脈）に硬化が起これば、腎臓へ行く血流が減ります。そうなると腎臓は、もっと血流を得ようとします。そうしないと、腎臓から尿として捨てられる老廃物や余分な水分が捨てられなくなってしまいます。それではいけませんから、いったん腎臓は尿として捨てる尿水分を減らし、全身の血圧を上げることでこれに対処しようとします。これで腎血流は確かに増えますが、全身としては水が多くなって高血圧になり、結局「困ったこと」になります。

動脈硬化とは関係のない「困ったこと」として、急性膵炎が挙げられます。膵臓は食事を摂ると働きはじめ、糖分解酵素（アミラーゼ）、脂肪分解酵素（リパーゼ）、蛋白質分解酵素（トリプシン）を分泌して消化をはじめます。重度の高トリグリセライド血症では、膵臓がこれに対応しようとして消化酵素を大量に分泌するのですが、これがあだとなり、かえって膵臓自身を消化してしまいます。これが急性膵炎です。急性膵炎は、たとえ適切な治療を行っても死亡する率が高く、決してあなどれません。

高脂血症（脂質異常症）の一般的治療

以上みてきたように、高脂血症（脂質異常症）は怖い病気（サイレント・キラー、一七頁参照）なので、しっかりと治療する必要があります。食べすぎや過剰な飲酒、運動不足などの悪い生活習慣で起こるものも結構ありますから、治療の基本は、まず食事療法・運動療法になります。また、一時的に行うだけでは改善効果がきわめて少ないので、年単位で長く続けていく必要があります。あるいは動脈硬化が進行している場合やほかの病気で食事療法・運動療法が不適当な場合もありますので、自己判断で開始してはかえって危険なこともあります。

食事療法・運動療法で改善しない場合、食事療法・運動療法が不適当な場合、あるいは動脈硬化がすでにできており、心筋梗塞、脳梗塞などの症状や検査上の異常がみられる場合には、薬物療法が単独で、あるいは食事療法・運動療法に追加して行われます。

また、特殊な治療法として「ＬＤＬアフェレーシス」があります。これは、上記の治療法では手も足も出ないほど血中ＬＤＬ－Ｃ値が高い人に行います。機械を使って血液中のコレステロールを抜く、ちょうど腎臓病で使う人工透析のような治療法です。これが必要な人は、遺伝が原因で起こる家族性高コレステロール血症であることがほとんどです。

コラム　家族性高コレステロール血症

高脂血症（脂質異常症）には、親から遺伝するものもあります。よく知られているものでは「家族性高コレステロール血症（Familial Hypercholesterolemia＝ＦＨ）」というものがあります。ＬＤＬ－Ｃの合成から分解までの過程に関わる遺伝子のいずれかに突然変異が起こったことによる病気で、血中ＬＤＬ－Ｃ値が四五〇mg/dℓ～と非常に高くなります（血中Ｔ－ＣＨＯＬ値で言えば六〇〇～一二〇〇mg/dℓ）。基準値が血中Ｔ－ＣＨＯＬ値一二〇～二二〇mg/dℓ、血中ＬＤＬ－Ｃ値七〇～一三九mg/dℓでしたから、いかに高いかおわかりと思います。

この遺伝子の突然変異は子孫へ遺伝していくことと、血中ＬＤＬ－Ｃ値が若いうちから非常に高くなるため、早く発見して治療に入ることが大切です。遺伝の仕方にもよりますが、血清Ｔ－ＣＨＯＬ値で三二〇～三五〇mg/dℓ（血中ＬＤＬ－Ｃ値で二〇〇～三〇〇mg/dℓ）くらいの比較的軽度

（それでも治療は必要なレベルです！）のものを含めれば日本では約五〇〇人に一人の割合でＦＨを発症しています。

この病気は、やせていても、生活習慣がきちんとしていても、血中ＬＤＬ‐Ｃ値が高くなってしまうものです。食事療法と運動療法をどんなに厳しく行っても血中ＬＤＬ‐Ｃ値がなかなか下がらないので、不思議に思う人がいるのですが、こういう病気の存在とメカニズムを知っていれば、身体を壊すもとになる過剰な生活制限をせずに治療に入れます。

脂質異常症の薬には、主に血中ＬＤＬ‐Ｃ値を下げる薬や、血中ＴＧ値を下げる薬があります。単独もしくは数種類の薬を併用します。ほとんどが内服薬です。

✤ＨＭＧ‐ＣｏＡ還元酵素阻害薬（通称「スタチン」）

ＬＤＬ‐Ｃは肝臓でつくられます。それにはＨＭＧ‐ＣｏＡ還元酵素という酵素が必須なのですが、この酵素の働きを抑えれば血中ＬＤＬ‐Ｃ値は減ります。そのような薬が「ＨＭＧ‐ＣｏＡ還元酵素阻害薬」（通称「スタチン」）です。

スタチンは、現在数種類が臨床で使われていますが、いずれも脂質異常症治療薬群の中で最も強力で、治療薬の主流となっています。大規模な臨床試験を行った結果、スタチンは心筋梗塞などによる死亡を大幅に減らす効果があることがわかっています。スタチンには血中ＴＧ値を下げる効果も若干あります。

ただし、頻度は少ないながらも、手足の筋肉（骨格筋）が融解・壊死してしまう横紋筋融解症という副作用があります。これを未然に防ぎ、また早期に発見するために、スタチンを飲んでいる患者さんには定期的な血液検査を行ってチェックするようになっています。

✤陰イオン交換樹脂薬

これは、食べたものや、十二指腸で分泌された胆汁酸（コレステロールをたっぷり含む）から、小腸内でコレステロールをスポンジのように吸い取り、そのまま便に排泄される薬です。その結果、スタチンほど強力ではありませんが、血液中のＬＤＬ‐Ｃ値が下がります。口から飲み込んでも胃腸を通過して便となって捨てられるだけで、ほかの薬のように体内に吸収されませんから、安全性が高い薬です。

✤小腸コレステロールトランスポーター阻害剤

この比較的新しい薬は、「小腸コレステロールトランスポーター」という「運び屋」をピンポイントで抑え、小腸からコレステロールが血液中に吸収されるのをブロックし、血中ＬＤＬ‐Ｃ値を下げます。スタチンほど強力ではありません。血中ＨＤＬ‐Ｃ値は逆に上がります。

✤プロブコール

主にコレステロールを胆汁中に排出させることで血中ＬＤＬ‐Ｃ値を下げますが、スタチンほど強力ではありません。血中ＨＤＬ－Ｃ値も下がるのが難点です。

✤フィブラート系薬

肝臓におけるＴＧ、ＬＤＬ－Ｃの合成を抑えます。血中ＬＤＬ－Ｃ値が下がり、血中ＨＤＬ－Ｃ値が上がりますが、スタチンほど強力ではありません。血中ＴＧ値を下げます。

✤ニコチン酸製剤

肝臓でトリグリセライド（中性脂肪）がつくられるのを抑え、血中ＴＧ値を下げます。

✤ＥＰＡ

魚油に含まれる成分であるω（オメガ）３不飽和脂肪酸（エイコサペンタエン酸、ＥＰＡ）で、血中ＴＧ値を下げます。血流をサラサラにする効果もあります。最近はＥＰＡにＤＨＡ（ドコサヘキサエン酸）を合わせた薬も用いられています。

ほかには、飲み薬ではなく注射薬ですが、次のような薬が最近発売されています。

✤抗ＰＣＳＫ９モノクローナル抗体

肝臓にはＬＤＬ受容体というものがあります。血液中にあまったＬＤＬ－Ｃを肝臓へ取り込む蛋白質なのですが、この蛋白質の分解を促すＰＣＳＫ９（プロ蛋白転換酵素サブチリシン／ケキシン９

型）という酵素が体内にはあります。この流れから行くと、ＰＣＳＫ９の働きを抑えてやれば、ＬＤＬ受容体が分解されずに残るので、ＬＤＬ－Ｃの取り込みが引き続き行われ、血中ＬＤＬ－Ｃ値が下がります。抗ＰＣＳＫ９モノクローナル抗体は、ＰＣＳＫ９の働きを抑える薬です。ただし、飲み薬ではないので、定期的に注射する必要があります。また、スタチンで効果不十分な場合に限って、スタチンと併用することが条件となっています。

コラム　高脂血症（脂質異常症）の薬は、はじめたら一生飲まなければならないか

高血圧のところでお話ししたのと同様で、薬は「ブレーキ」です。飲めば脂質異常は改善し、やめればもとに戻るだけです。

ある製薬会社の人がいみじくもこういうことをおっしゃったのが、とても私の印象に残っているので、以下お話しします。薬は毎日飲まなければならないが、一錠飲めばそれで治ってしまうような薬をつくってみたい、と。ご存じのように、通常の薬は一日に一回～数回飲む必要があります。それは、薬が体内で分解されたり排出されたりして、一定時間が経過すると効果がなくなるからです。最近では、骨粗鬆症の薬などは週に一回とか月に一回でもよいタイプが登場しましたが、基本的には一定時間しか効きません。

なぜそういう短時間しか効かないのか、もっと一年とか二年とか効く薬をつくればよいではないか、という意見もあるでしょう。これは、もしその薬が合わなかったり、副作用をきたしたりした

場合に都合が悪いからです。飲んだ薬が一年間も体内にとどまって副作用を出し続けるとしたらどうでしょうか。それを考えると、せいぜい数時間しか効かない薬は、せいぜい数時間を乗り切れば身体から排除されるので、都合がよいわけです。

また、薬を一度飲みはじめると、癖になってやめられないのではないか、というようなことをおっしゃる人がいますが、そういうのは薬物依存として一部の薬では実際に問題となっています。依存を形成しやすい薬には麻薬があります。完全に依存状態になっているのに薬を中断してしまうと、身体的精神的に激しい禁断症状が出ます。

しかし、脂質異常症の薬ではそういうことは報告されていません。よくも悪くもあくまで「ブレーキ」です。一度飲みはじめると一生飲まなければならない場合はありますが、それは遺伝性などで血中LDL‐C値などがどうしても下がらない場合や、ある程度は下がっていても、動脈硬化症などをすでに起こしてしまっている場合は、普通の人よりもさらに低い血中LDL‐C値にしたほうがよいことが判明していますので、薬を続けざるをえないのです。もちろん、食事や運動に気をつけて血中LDL‐C値などが期待通りに下がってくれれば、薬が要らなくなることもよくあります。

高脂血症（脂質異常症）を漢方的にとらえるとどうなるか

高脂血症（脂質異常症）は、血液検査をしないとわからないのでした。したがって、血液検査が登場するはるか昔から用いられている漢方では、実はもともと高脂血症（脂質異常症）という概念がまったくありません。そうは言っても、現代医学の発展を尻目にみているだけではありません。それに何らかの漢方医学的な解釈を施して、何とか治療体系に組み込んできたわけです。

特に、高脂血症（脂質異常症）の持つ生活習慣病としての側面に注目します。食べすぎ、運動不足によって肥満になりますが、このとき高脂血症（脂質異常症）も併発していることは、容易に考えられることでしょう。「肥満＝食べすぎ・運動不足の結果」ではありません。肥満をきたす病気はいくつもありますが、食べすぎ・運動不足の結果であることが最も多いはずです。すなわち、「高脂血症（脂質異常症）≒肥満≒食べすぎ・運動不足の結果」というふうにとらえても、現実と大きく違ってはいないということです。

高脂血症（脂質異常症）・肥満の「証」——漢方的パターン分類と治療法

さて、高血圧のところでみたのと同様に、**高脂血症（脂質異常症）・肥満**には、いくつかの典型的な「証」があり、「証」ごとに「お決まりの漢方薬」があるのです。

表5　高脂血症（脂質異常症）・肥満およびそれに準ずるものに保険適用になっている主な漢方薬の一覧表
（メーカーによって表記に若干差があります）

漢方薬名	どういう徴候・症状・体質（＝証）に用いられるか
防風通聖散（ぼうふうつうしょうさん）	脂肪太りの体質で腹部に皮下脂肪が多く、便秘し、尿量減少するものの次の諸症に用いる……**便秘、胃酸過多症、腎臓病、心臓衰弱、動脈硬化、高血圧、高血圧の随伴症状（動悸、肩こり、のぼせ）、脳溢血、これらに伴う肩こり、肥満症、むくみ。**
大柴胡湯（だいさいことう）	肝臓部の圧迫感があり、またはみぞおちが硬く張って、胸や脇腹にも痛みや圧迫感があり、便秘するもの、あるいはかえって下痢するもの、耳鳴り、肩こり、疲労感、食欲減退などを伴うこともあるものの次の諸症に用いる……**高血圧、動脈硬化、常習便秘、肥満症、黄疸、胆石症、胆嚢炎、胃腸病、気管支喘息、不眠症、神経衰弱、陰萎、痔疾、半身不随。**
大承気湯（だいじょうきとう）	腹部がかたくつかえて、あるいは肥満体質で便秘するものの次の諸症に用いる……**常習便秘、急性便秘、高血圧、神経症、食あたり。**
防已黄耆湯（ぼういおうぎとう）	色白で筋肉が軟らかく水太りの体質で疲れやすく、汗が多く、小便不利（尿が出にくいこと）で下肢に浮腫をきたし、膝関節の腫痛するものの次の諸症に用いる……**腎炎、ネフローゼ、妊娠腎、陰嚢水腫、肥満症、関節炎、癰（よう）、癤（せつ）、筋炎、浮腫、皮膚病、多汗症、月経不順。**

高脂血症（脂質異常症）の治療実例

では、実際にどのような高脂血症（脂質異常症）の患者さんがおられ、どのように漢方で治療していったかをここでご紹介しましょう。ここでも、患者さんのプライバシーに配慮し、年齢、職業、受診日、問診内容などの情報は、医学的意義を損なわない程度に相当の変更を加えた上で、話を再構成してあります。

症例5（Eさん）

四〇歳、男性。接客業。問診票によると、コレステロール値が高いと検診で指摘されたので受診した、とあります。身長一七八cm、体重八四kg、がっちりとした体格の人です。血圧は一一〇／六六mmHgと異常がありません。

医「こんにちは。Eさんはコレステロールが高くてお困りなのですね」

患「検診で指摘されましてね。あと、妻に〝口臭がする〟と言われ、漢方をすすめられました。妻が漢方薬を飲んでいて体調がよいのです。漢方でコレステロールが下がるとも聞いたので、よろしくお願いします」

Eさんはいかにも接客業の人らしく、張りのある声ですらすらと話します。日焼けした顔で、全体に赤くて色つやがよいほうだと思います。コレステロール以外にも、中性脂肪や尿酸値、肝機能異常を指摘されているそうです。飲酒はほぼ毎日ビール二本程度を飲んでいますが、喫煙はしていません。

医　「漢方でコレステロールが下がるというのは、実はあまり期待しないでください」

患　「えっ、そうなんですか。インターネットで検索したら、防風通聖散でコレステロールが下がった、と書いてありましたので、そうなのかなと」

医　「下がる人もいるのでしょうが、現代薬のほうがはるかに効果が確実ですよ。正直なところ、コレステロールは〝狙って下げられる〟ものではないなというのが私の実感です。でも、漢方治療をすることで、体調がよくなり、生活習慣が改善して、結果的にコレステロールが下がる人はいますよ」

患　「そうなんですね。ネットの情報を鵜呑みにしてはいけないですね」

医　「ネットの情報は、発信者によって不正確だったり、読む側の検索の段階でバイアスがかかったりしますからね……ところで、コレステロールはどれくらいあるんでしょうか」

患　「はい。検診の結果を持ってきました」

医　「拝見しましょう……T‐CHOLが二五六mg/dℓはともかく、LDL‐Cが一七二mg/dℓはちょっと多いですね。TGも一九五mg/dℓで多いですね。HDL‐Cが四五mg/dℓは少ないですね。肝機能は、GOTが八七、GPTが九八、γ‐GTPが一九八。尿酸は八・八mg/dℓ。Eさん、これは〝絞り甲斐〟がありそうですね」

患　「いけないとはわかっているんですが、ほぼ毎日お酒も飲んでいますし」

医　「身体を動かすようなことは何かしていますか」

患　「学生時代はラグビーをやっていたんですが、いまは運動らしい運動はしていませんね。おなかにどんどん贅肉がついてきています（笑）」

医「お酒を飲むときは、どんなものを食べますか」

患「仕事関係だと、会席なんかが多いのですが、仲間内で行くときは、唐揚げとかフライとか、油っこいものばかりですね」

医「食欲はいかがですか」

患「普段は油っこいものが好きで、とんかつとか唐揚げなどをわりとしっかり食べますが、ときどきまったく食べたくなくなることもあります。においを嗅いだだけでおなか一杯になります」

問診票によれば、このほかの情報として、接客業なのでストレスがたまる、寝つきも悪く変な夢をみることが多い、イライラしやすくちょっとしたことで怒ってしまう、頭痛が多い、ザーザーという耳鳴りがする、のどが渇きやすい、鼻血が出やすい、普段は旺盛な食欲がときどき大幅に減退する、便秘がち、尿は回数少なく色は濃い黄色、陰部によく湿疹ができてかゆくなる、ということです。確かに少し口臭がします。

医「さて、口臭についてうかがいますが、ご自分でもお気づきですか」

患「それが、自分ではわからないんですよ」

医「どこかで診察を受けられましたか」

患「人間ドックでも聞いてみましたが、胃も異常ないですし、歯科に行きなさいと言われて行ったんですが、歯周病もないし健康な歯だと言われました。においますか。接客の仕事なので、気を使います」

医「言われてみれば、そうかなあ、というくらいですね」

さて脈の状態をみます。

医「脈は元気ですね。（〝沈弦数で有力〟とカルテに書く）。次は舌の様子を拝見します」

患「……」

医「（〝舌質紅、舌苔黄膩（ぜったいおうじ）〟とカルテに書く）。舌がしみたり、痛かったりはしませんか」

患「特にありません」

医「わかりました。ちょっとおなかも拝見しましょうか。ここに横になってみてください……押さえてみますね、痛いところがあればおっしゃってください」

患「……」

医「左右、どちらが苦しいですか」

患「左です」

医「（〝両側に胸脇苦満あり、左に強い〟とカルテに書く）。……はい、お疲れさま。ではお掛けになってください。今日も採血しておきましょうか」

患「はい、お願いします」

腹診では、まず全体にがっちりと筋肉質のおなかです。胸脇苦満がみられます。採血して、現代内科的にもフォローします。

✤Eさんの証を検討する

以上で四診が終わりました。まとめますと、Eさんは、がっちりとした体格で、顔は赤くて色つやがよく、張りのある声で話す、毎日飲酒、油っこいものが好き、食欲旺盛だがときどき大幅に減退、運動不足で、イライラしやすく怒りやすい、寝つきが悪く睡眠の質がよくない、頭痛、耳鳴り、口渇、口臭、鼻血、便秘、濃い黄色尿、陰部湿疹などがあります。

脈は沈弦数、有力、舌質は紅、舌苔は黄膩（黄色くてべたっとしている）、腹診では、がっちりと筋肉質のおなかで胸脇苦満があります。

✤気血の異常はあるか

Eさんは、体格と声の様子から「気」は十分にあることがわかります。ただ、イライラとしやすく怒ったりするので、気の流れが悪い場合がときどきありそうです。漢方では、「気通じざればすなわち痛む、気通じれば痛むことあたわず」と言うのでした。すなわち「気滞」が起こっている（三四頁参照）と考えます。

「血」の流れはよさそうです。ただし、「血」の一部である「水」は若干不足しているかもしれません。それは口渇と便秘があることでわかります。口や大腸が渇いているわけです。鼻血が出るのは、漢方では「血熱」と言って、血が熱を帯びているととらえることが多いのです。

✤「肝」の異常

五臓（三九頁参照）のひとつである「肝」は、全身の気血の流れを調節し、特に精神状態を正常に保つという機能がありました。漢方では「肝は疏泄を主る」と言うのでした。常にイライラしているというのは、精神状態が常に高ぶっているのです。これは「肝気鬱結（略して肝鬱）」です（五四頁図12参照）。このことは腹診の胸脇苦満からも支持できます。接客業なのでストレスがたまるとも言っておられました。イライラしやすく怒りやすいのは、漢方では「肝鬱化熱」「肝鬱化火」と言うのでした。熱は上昇する性質を持ちますから、これで頭痛もするわけです。睡眠の質がよくないのは、熱が「心」にも伝わっているから、と考えられます（症例1を参照）。

✤湿熱の存在

さて、顔が赤い、イライラしやすく怒りやすい、口渇、便秘、鼻血などは「熱」の症状だと書きましたが、Eさんにはほかにも「熱」の症状があります。食欲旺盛、口臭、濃い黄色尿、陰部湿疹などがそうです。脈が数（つまり脈拍が速い）、舌質が紅色というのも、熱の表現のひとつです。これらの熱はどこから来るのかと言えば、やはり毎日の飲酒、よく食べる油っこいものがそれだと考えてよいでしょう。これらがどんどん身体へ入ってくるのですから、熱を生むわけです。熱を生む臓腑は「胃」となります。肝でも胃でも熱を生むのです。肝の熱が胃へ伝わることも、胃熱が肝へ伝わることも、そしてその両方が同時に起こることも、いずれも考えられます。さらに肝の熱はその「腑」である「胆」へ、胃の熱はその「臓」である「脾」へも伝わります。

ところで、Eさんはときどきまったく食欲がわかないとも言っています（漢方では「納呆（のうほう）」と言うことがあります）。これは消化能力を超えた飲食をしているときに起こり、ここでは胃と脾が機能失調を起こしているわけです。早い話が、食べすぎ飲みすぎで胃と脾を使いすぎなのです。脾が機能低下を起こすと、食べたものの運化（消化して栄養を全身へ運ぶこと）ができなくなって、たまります。それを「食積（しょくしゃく）」とか「食滞（しょくたい）」と言いますが、あまった余分なものです。食積・食滞が舌に表れたのが黄膩色の舌苔です。こういうべっとりしたものが体内にあまっていると考えるわけです。それと同時に、食積・食滞は血液中にも漂います。これがLDL-C、TGだと考えると、非常にいろんなことがうまく説明できます。漢方ではこういう応用をときどきやります（図24）。

図24

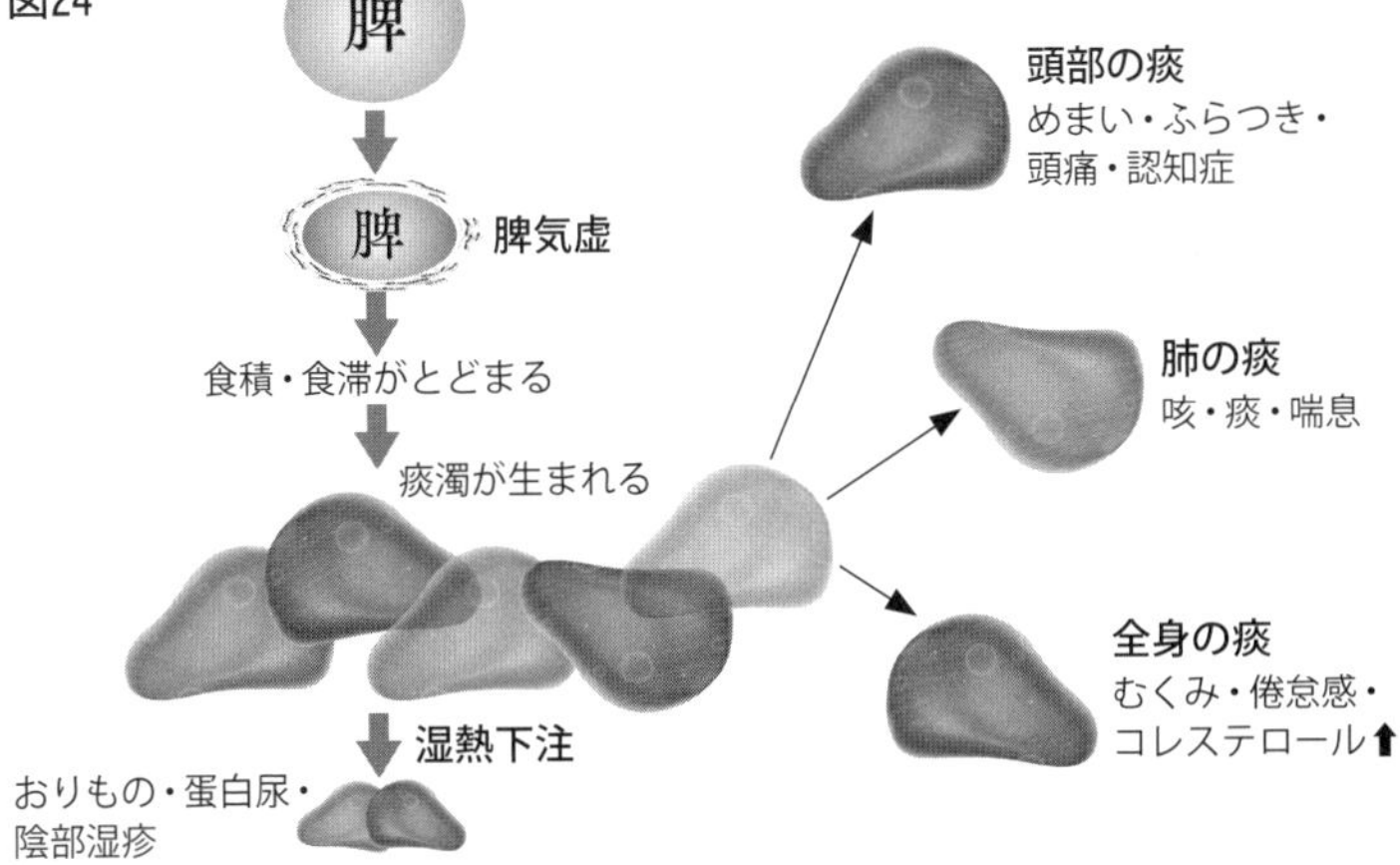

さて、先に熱は上昇すると言いましたが、食積・食滞と結びつくと一緒に下降することもできます。食積・食滞中の「湿」と結びつくと「湿熱」と呼ばれます。これが陰部に降りてくると、黄色い尿になったり、濁ったり、陰部湿疹になったり、女性では黄色いおりものが出たり、ということになります。こういう状態を「湿熱下注」と言います（図24）。

✤症例5の診断と治療

症例1のAさんと同じように「肝鬱化火上炎」はありますが、Eさんの熱は「食積」「食滞」が大きな要因であることは間違いなさそうです。ですから、肝鬱化火上炎＋肝胆の湿熱＋脾胃の湿熱証ととらえなければならないでしょう。肝鬱化火上炎を改善する漢方薬としては症例1のところで議論したように**黄連解毒湯**がよいでしょう。**大柴胡湯**もよく用いられます。肝胆の湿熱には**竜胆瀉肝湯**や**茵蔯蒿湯**という漢方薬がよく用いられます。脾胃の湿熱に対しては、**二陳湯**という漢方薬が最適です。これらをうまくミックスしたような漢方薬にするには煎じ薬しかないと思いましたので、以下のような配合の煎じ薬で治療を開始しました。**大柴胡湯合竜胆瀉肝湯合二陳湯加減**（「合」というのはこれら三つの漢方薬のレシピを足し合わせたということで、「加減」というのは生薬を足したり差し引いたりして若干調整したという意味です）で、柴胡四g・黄芩三g・大黄二g・茵蔯蒿三g・竜胆二g・山梔子三g・車前子二g・木通二g・陳皮三g・半夏三g・甘草一・五g・芍薬三g。ちょっと欲張りすぎて生薬の種類が多いかな、と思いつつ処方しました。

二週間後。

医「こんにちは。ご様子はいかがですか」

患「すみません、どうしても飲めません」

聞くと、まずくて吐きそうになるそうです。また、会社に持っていって飲んでいると、周囲からくさいと言われたのも中断の理由になっているようです。これでは治療が継続できないので、仕方がなく一番近い効果が出せそうなエキス製剤を選ぶことにしました。ただし、また飲みにくくならないよう、配合する生薬があまり多くならないように留意し、茵蔯蒿湯（いんちんこうとう）＋二陳湯（にちんとう）を毎食前に服用してもらうこととしました。ちなみに、初診のときの血液検査の結果ですが、Ｔ－ＣＨＯＬが二四六㎎/㎗、ＬＤＬ－Ｃが一六六㎎/㎗、ＴＧが一八五㎎/㎗、ＨＤＬ－Ｃが四三㎎/㎗、ＧＯＴが六六、ＧＰＴが六二、γ－ＧＴＰが一九〇。尿酸は八・四㎎/㎗でした。

その二週間後。

医「こんにちは。今度は飲めましたか」

患「はい、大丈夫です」

医「何か変化はありましたか」

患「食事が美味しくなりました」

医「ときどき油っこいものをみるのもいやになる、とおっしゃっていましたよね」

患「もちろん、油っこいものなんかは控えめに食べています」

医「お通じ、睡眠などはいかがでしたか」

患「便は少し出るようになったかなあ、というくらいです。睡眠はまだ、そうでもありません」

脈をみると沈弦で、まだ肝鬱が取れきっていないようですが、数脈はありません。そして舌質は紅だったのが若干ピンクに変わってきています。舌苔は黄膩だったのが白くなっていますが、分厚いです。腹診では胸脇苦満がまだあります。

医「私の目からみると、熱が取れてきているので、少し改善してきているのではないかと思います」

患「コレステロールも下がっているといいんですが」

医「そうあってほしいですが、最初にもお話ししたように、狙って下げられるものではありませんから……」

患「そうでした」

医「でも、漢方治療をやっていると、生活習慣が整ってくる人が多いんですよ。ご自分の身体のことですから、自分でも治療に参加しているという気持ちになるんでしょうね」

患「ああ、それはありますね。薬さえ飲んでいればいい、というわけではありませんものね」

医「はい。では今日は、お通じをもう少しよくするために、もうひとつお薬を追加しましょう。寝る前に大柴胡湯という漢方薬を飲んでください」

患「わかりました。では失礼します」

医「お大事にどうぞ」

　全体に、肝鬱化火、湿熱は取れはじめているようです。大柴胡湯は、先にお話ししたように肝鬱化火によい漢方薬ですが、大黄が入っていて便秘にもよいため、夜だけ飲むように追加しました。これで安眠も図ることにしました。

　その後の経過です。しばらく茵蔯蒿湯＋二陳湯（以上、毎食前）＋大柴胡湯（就寝前のみ）を飲み続けてもらいましたが、服用開始一か月半で、体重は八二kg、T－CHOLが二二六mg/dℓ、LDL－Cが一四六mg/dℓ、TGが一二五mg/dℓ、HDL－Cが五五mg/dℓ、GOTが四二、GPTが五五、γ－GPTが一〇三、尿酸が七・八mg/dℓまで下がりました。服用開始二か月半で、体重は八〇・五kg、T－CHOLが二一八mg/dℓ、LDL－Cが一二八mg/dℓ、TGが一四七mg/dℓ、HDL－Cが六〇mg/dℓ、GOTが二九、GPTが三二、γ－GTPが六〇、尿酸が七・二mg/dℓまで下がりました。引き続き茵蔯蒿湯＋二陳湯＋大柴胡湯を処方しました。

　その後は、途中で便通が改善したため、茵蔯蒿湯＋二陳湯のみとし、服用開始から七か月後にはこれを大柴胡湯のみ（朝夕食前）としました。順調に経過したため、服用開始一年後には、体重は七五kg、T－CHOLが二〇二mg/dℓ、LDL－Cが一一九mg/dℓ、TGが一一五mg/dℓ、HDL－Cが六〇mg/dℓ、GOTが三五、GPTが四〇、γ－GTPが三三、尿酸が七・〇mg/dℓまで下がりました。ここで漢方治療を終了しました。

✤症例5のまとめ

肝鬱化火上炎＋肝胆の湿熱＋脾胃の湿熱証ととらえて、最初は煎じ薬を処方したのですが飲めず、エキス製剤に切り替えて根気よく続けたところ、一年ちょうどで治療終了となった人です。

煎じ薬は、生薬の出し入れ、アレンジが自在で、証にぴったりのものがつくれるという意味ではこれに勝るものはないのですが、やはり飲みにくいのと、一回煎じるのに三〇〜四〇分くらいかかり準備に手間がかかること、煎じているとにおいが周囲にも漂うこと、などの困ったこともいくつかあります。したがって現実的には「当たらずとも遠からず」のエキス製剤で治療を続けることが多いものです。

ここで用いた**茵蔯蒿湯**（茵蔯蒿四g、山梔子三g、大黄一g）は肝胆の湿熱に対する処方ですが、茵蔯蒿に湿熱を取る作用があり、山梔子で熱を尿から、大黄で熱を便から、それぞれ排出させる力がある漢方薬です。たった三つの生薬しか配合されませんが、肝機能の改善などにも効果がある、切れ味のよい漢方薬です。脾胃の湿熱に対しては、**二陳湯**（半夏五g・陳皮四g・茯苓五g・生姜一g・甘草一g）を用いました。特に半夏・陳皮に湿を消し痰を去る作用があります。これを利用するのです。さらに**大柴胡湯**は一回分が柴胡二g・大棗一g・半夏一・三g・枳実〇・六g・黄芩一g・生姜〇・三g・芍薬一g・大黄〇・三gで、夜間の肝鬱化火上炎を抑えて安眠させるにはちょうどよい量だったのでしょう。

Eさんのような人には防風通聖散もよく用いられますが、一日分の配合生薬（防風一・二g・荊芥一・二g・連翹一・二g・麻黄一・二g・薄荷一・二g・桔梗二g・当帰一・二g・芍薬一・二g・

川芎一・二g・大黄一・五g・山梔子一・二g・芒硝〇・七g・石膏二g・黄芩二g・滑石三g・白朮二g・甘草二g・生姜〇・三g）が一八種類と多くて各生薬は少なく、作用が穏やかになってしまうのと、防風・荊芥・連翹・麻黄・薄荷・桔梗などはかぜ薬に相当し、ここでは不要でしたので、私は使いませんでした。

なお、大柴胡湯には、単独あるいは他薬と併用すると脂質異常症に効果があることがわかっていますが、その作用は強くはありません。

症例6（Fさん）

四七歳、男性。公務員。問診票によると、五年前からコレステロール値が高くなってきたため内科で治療を受けましたが、服用した薬で肝機能障害を起こしたため、それ以来漢方薬による治療を続けているとのことでした。しかし、いっこうに改善しないため、知人に紹介されて当方を受診した、とあります。身長一七〇cm、体重八二kg。表情は元気がなく、さえません。体格は、色白でぽってりとおなかまわりが出た、全体に水太り体質のようで、ぶよぶよとした感じの人です。血圧は九八／五六mmHgとやや低めです。血液検査データを持参されており、T-CHOLが二五九mg/dℓ、LDL-Cが一八〇mg/dℓ、TGが二一二mg/dℓ、HDL-Cが三七mg/dℓ、GOTが四一、GPTが六八、γ-GTPが九八、尿酸が六・八mg/dℓでした。

医「こんにちは。Fさんは薬が合わなかったんですか」

患「はい。最初はアトルバスタチン[*1]を処方されて、すごく身体がだるくなって……」

医「何か検査を受けましたか」

患「血液検査ですね……GOT、GPTが二〇〇を超えたので、いったんやめて別の薬に変わりましたが、それも駄目でした」

医「二つ目の薬は何でしたか」

患「イオン交換樹脂製剤と聞きました」

医「それで漢方を……」

患「はい。もう現代薬はこりごりです」

医「なるほど。ほかに何か飲んでいる薬はありますか」

患「はい。エスシタロプラム（注：抗うつ薬）とゾルピデム（注：睡眠導入薬）です」

医「それはいつごろから飲んでいるんですか」

患「エスシタロプラムは三年くらい前からで、その前はパロキセチンを……」

医「長いことですか」

患「五年くらいですね。ゾルピデムは、一〇年くらいになりますかねえ……」

医「それはおつらいでしょうね。うつの症状には波はあるんですか」

患「あまりないですね。だいたいいつもこんな調子です」

医「わかりました。では脈を拝見しますね」

Ｆさんのように、現代医薬品が身体に合わない、ほかに薬がない場合、漢方薬が用いられることもあります。Ｆさんの場合、スタチンとイオン交換樹脂製剤が合わなかったのですが、ほかの小腸コレステロールトランスポーター阻害剤やプロブコールなどが使えるかもしれなかった可能性はあります。しかし、副作用が怖いということで、漢方薬を頼ってこられたのです。「自然な薬だから漢方のほうがいい」「化学薬品は副作用が強いから漢方がいい」という、誤解と偏見で漢方に来られる人が多いのですが、Ｆさんのような人も少ないながらおられます。

また、Ｆさんはうつ病でも長いこと悩んでおり、抗うつ薬と睡眠導入剤を飲んでいますが、とにかく身体を動かすのが億劫で、憂鬱で落ち込みやすい、やる気がわかないと言います。活発という状態からはほど遠く、昔から暇さえあればごろごろと寝てばかりいたそうです。こうして問診をしているときも、ぼそぼそと小声で話し、どこか話すのも面倒くさいといった印象で、覇気というものがまったく伝わってきません。

Ｆさんは当然運動不足で、運動らしい運動はほとんどしたことがないと言います。しかし食べるものはファストフード、菓子パンなどのカロリーの高いものがほとんどで、いつも何か食べていると言います。ときにはゲップが出るくらい食べすぎでいても、口寂しいとすぐにスナック菓子を一袋食べてしまうということです。それで余計に腹が張って苦しくなると言います。のどが渇くと、コーラやソーダ類を飲み、汗をかいたときはスポーツ飲料をがぶがぶ飲むそうです。これも結構糖

＊1　スタチンの一種で、強力なＬＤＬ－Ｃ降下作用があります。「ストロングスタチン」と呼ばれる薬群のひとつ。

分を含みますので、飲み物からも相当カロリーを摂っているようです。

このほかにも、全身倦怠感、頭重感、めまい、動悸、夜中にゼーゼーと息苦しくなることがある、むくみ、軟便、玉のような汗をかきやすい、とあります。飲酒・喫煙はしません。

脈は沈弦滑、舌は淡紅ですが全体に胖大（はんだい）（膨張している）で、舌苔は白膩（はくじ）（白くて汚い）でした。おなかが全体に膨満していて、ぶよぶよとしていて締まりがなく、「蛙腹」です。

✤Fさんの証を検討する

以上の所見から、高血圧のところでみたCさん（症例3、七三頁）とそっくりですね。しかし早合点せずに、細かくみていくことが大事です。

✤気血の異常はあるか

漢方的にはFさんは「水太り体質」で、疲れやすく元気がないため、「気」が不足した気虚の人だと判断できます（七七頁参照）。また、長いことうつ病にかかっているのは、それだけでも気虚と判断する材料になります。また、ちょっとしたことで汗をかくのも、気虚と言ってよいのでした（七七頁参照）。

また、めまい、頭重感、むくみ、下痢などから、「水」の過剰すなわち水毒（痰証）だと言えるでしょう。動悸や夜中のゼーゼー音は、気管から気管支にかけて痰がからんでいる状態です。水毒を示します（後述）。

純粋な「血」の異常をうかがわせる所見はありませんでした。

✤「脾」の異常

こうしてみていくと、Fさんはますます Cさん（症例3、七三頁）とそっくりです。Fさんは明らかに食べすぎで、かえって脾胃を傷めているのはEさん（症例5、一一三頁）と似ていますね。Fさんはずいぶん長い間脾胃の失調を抱えながらすごしてきたと言えるでしょう。五臓のうち「脾」は「飲食物を吸収し、気・血・水（津液）を生成させ、全身へ栄養を送る」という働きをしているのでした（三九頁参照）。Fさんはこの脾の働きのすべてが低下しているように思えます。

そして言うまでもなく、LDL-C、TGなどは飲食物のあまりが血液中をめぐっている「食積・食滞」（一一九頁参照）と考えることができます。食べすぎそのものと、食べすぎによる脾胃失調の結果によるもので、脾胃失調すれば消化力が以前より落ちますから、食べすぎたつもりが本人にはなくても、脾胃のほうは飲食過剰と同じ状態、すなわちキャパシティを超えた飲食物が入ってくる状態になり、これがさらに脾胃を失調させるという悪循環に陥っているのです。だから食べ物をみると気持ち悪くなる（納呆と言うのでした）のです。ここで食べるのをやめておけばよいのですが、それでも口寂しくて食べてしまうというのは、先の悪循環がいかに強いかということを表しています。

✤「肺」の異常

夜中のゼーゼー音も水毒と言いましたが、これはCさん（症例3、七三頁）のところでみた「痰」（特に痰濁）です。先にも述べたように、「痰」は脾の失調によって生まれたものと考えられます。『黄帝内経』には「脾は痰を生む源である」という記載がありました（「脾は生痰の源」）が、「肺は痰を貯める器である」（「肺は貯痰の器」）という記述もあります。五臓で言う「肺」は「脾」の子にあたります（図25）。したがって母にあたる「脾」が失調すれば子の「肺」も機能低下を起こすのです（図25）。それで気管支喘息になったりすると考えます。

図25

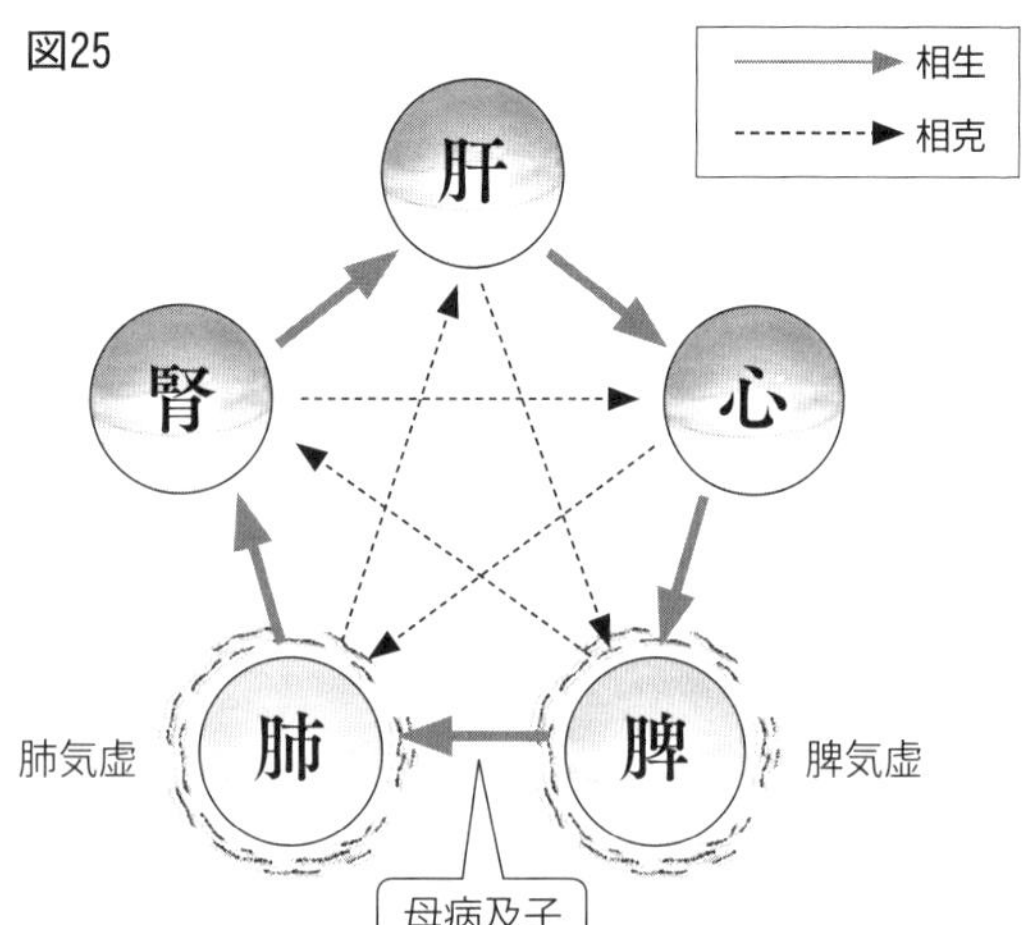

✤「肝」の異常

五臓のうち「肝」は、全身の気血の流れを調節し、特に精神状態を正常に保つという機能があり、「肝は疏泄を主る」と言うのでした。Aさん（症例1、四七頁）やEさん（症例5、一一三頁）のように常にイライラしているというのは、肝の疏泄がうまくいかず、肝の気が気滞を起こし、精神状態が高ぶっていて「肝気鬱結（略して肝鬱）」と呼ぶのでした。しかし、Fさんはそうではありません。Cさん（症例3、七三頁）も憂鬱な気分に悩まされていましたが、Fさんはさらに気虚がひどくて、肝の気が気滞するどころか、肝の気が足りない状態です。肝気虚という状態です。

✤症例6の診断と治療

Fさんの症状のほとんどが、過食による脾胃の機能低下と関係があり、今度はそれでできた痰濁が全身のあちこちに悪さをしているものです。証としては脾虚湿盛証・痰濁上擾証でしょう。脾の機能失調による水毒の治療は、当然脾に着目して行います。Cさんと同じですね。ただし、血圧が低めであること、うつ症状などの気虚症状が著しいことなどから、気陥証（気が上昇しない）であることも考えられます。まずは補気（気を補う）＋理気（気をめぐらせる）を重点的に行い、同時に痰濁を除去しつつ脾胃を休めるような処方を行うことにしました。こういう治療方法を補脾益気・理気化痰と言います。**六君子湯**が最適です。漢方治療以外にも、当然ですが生活指導もしっかり行わなくてはなりません。

医「Fさん、コレステロールを下げるには、まずはやはり食事の見直しでしょうね」

患「はあ……わかってはいるんですが……」

医「では、間食を減らすのをこれからはじめてみませんか。一度にあれもこれも、というのはかえってやる気がなくなるでしょうから」

患「間食……だけなら何とかなりますかねえ……」

医「間食をやめる、これがベストですが、減らすだけでも効果ありますよ」
患「そうですね、やってみます」
六君子湯（りっくんしとう）はエキス製剤を処方しました。また、確認のため採血をしておきます。
二週間後。
医「こんにちは。ご様子はいかがですか」
患「間食を減らすと、それだけでも身体が軽くなります……血液検査はどうでしたか」
医「T－CHOLが二六六mg/dℓ、LDL－Cが一七四mg/dℓ、TGが二〇六mg/dℓ、HDL－Cが三七mg/dℓ、GOTが四四、GPTが六四、γ－GTPが一〇一、尿酸が六・九mg/dℓでした」
患「ああ、ひどいですね」
医「ここからの出発だったので、治療でどんどん改善するといいですね。薬は飲めましたか」
患「飲んでいます。思っていたより飲みやすいです」
医「そうですか。では脈と舌を拝見します」
脈は沈弦滑、舌は淡紅・胖大（膨張している）で、舌苔は白厚（白くて分厚い）でした。じっくりと取り組む必要があるでしょう。

その四週間後。

患「少し体重が減りました。いま八〇kgです」

医「ひと月で二kgはハイペースですね。ご飯はしっかり食べていますか」

患「間食だけほとんど食べないようにして、あとは普通に食べています」

ちなみに、前回の血液検査結果は、T‐CHOLが二五二mg/dℓ、LDL‐Cが一七七mg/dℓ、TGが二〇六mg/dℓ、HDL‐Cが三四mg/dℓ、GOTが三八、GPTが五四、γ‐GTPが九一、尿酸が六・二mg/dℓでした。まだまだこれから、という感じです。表情は明るくなり、少し覇気がみられるようになりました。

その後の経過ですが、体重が順調に減ってきたため、「やればできる」という成功体験につながったのでしょうか、スポーツジムに行くと言い出し、三か月目から通いはじめました。無理のないようにゆったりめのメニューを組んでもらったのがよかったのか、「身体を動かすのがこんなに気持ちいいものだったのか」と、いそいそとジムに通いました。

漢方治療を開始して六か月後には体重は七二kgにまで落ち、T‐CHOLが一九九mg/dℓ、LDL‐Cが一二二mg/dℓ、TGが一一二mg/dℓ、HDL‐Cが五五mg/dℓ、と基準範囲内に収まるようになりました。漢方薬は六君子湯（りっくんしとう）だけを続け、一年後には体重は六七kg、T‐CHOLが二〇四mg/dℓ、LDL‐Cが一〇九mg/dℓ、TGが九八mg/dℓ、HDL‐Cが七五mg/dℓ、と基準範囲内に収まるようになり、治療を終了しました。いままでまったく一顧だにしなかった食生活・運動不足を一気に改めていったのがよかったのでしょう、さすがに六君子湯だけでここまでよくなるとは、ちょっと考えられないからです。

✤症例6のまとめ

脾虚湿盛・痰濁上擾証でしょう。脾は気を生む臓なので、ここがやられると全身が気虚になりパワーダウンします。本症例は高脂血症（脂質異常症）なのですが、うつ病の症状のかなりの部分が脾気虚、肝気虚で説明できます。そこで補脾益気・理気化痰作用を持つ六君子湯を処方したわけです。六君子湯は、人参・白朮・茯苓・大棗・生姜・甘草という四君子湯の成分に、陳皮・半夏を足したものです。陳皮・半夏は症例5でも登場しましたが、二陳湯の成分でもあります。これが痰を消す作用を持ちますが、現代医学的にコレステロール低下作用があるという証明はなされていません。四君子湯は、いずれの生薬も補気作用・補脾作用を持つ、とても飲みやすくて非常に穏やかな作用の漢方薬です。補気の代表薬です。

さて、ほかの処方は使えないのかというと、Cさんと同じ証ですから、やはりCさんに用いた半夏白朮天麻湯でもよいわけですね。構成をみてみますと、半夏・陳皮・白朮・茯苓・人参・生姜・沢瀉・天麻・黄耆・麦芽・神麴・乾姜・黄柏となっており、詳しいことは省略しますが、「半夏・陳皮・白朮・茯苓・人参・生姜」という前半部分が六君子湯と共通であり、ないのは大棗・甘草という「おなかの薬」だけです。したがって、六君子湯の補脾益気・理気化痰作用はかなり受け継いでいて、特に脾虚湿盛に対してはしっかり作用を持っていると言ってよいでしょう。「沢瀉・天麻・黄耆・麦芽・神麹・乾姜・黄柏」部分が半夏白朮天麻湯独自の配合なのですが、これは主に痰濁上擾に効果を持つ生薬群です。以上から、「大は小を兼ねる」というつもりでFさんには半夏白朮天麻湯を用いてもよいけれども、そこまでは不要であると言えるでしょう。六君子湯で必要かつ十分なわけです。目的は何かで、薬ははっきり使い分けるようにしたいものです。

漢方では、Fさんのような「蛙腹」の水太りの患者さんをみたら**防已黄耆湯**、というのが常套手段となっています。防已黄耆湯は防已・黄耆・白朮・生姜・大棗・甘草から構成されますが、防已には利水消腫・去風止痛作用（むくみを取り、主に関節の痛みを鎮める）、黄耆には補気固摂（気を補い、汗や血が漏れないようにする）・利水消腫作用があり、白朮・生姜・大棗・甘草は補脾すなわちおなかの薬です。防已黄耆湯もよさそうですが、補気の作用は六君子湯には全然かないません。六君子湯に足して使う分にはよい働きをしたかもしれません。

あるいは、Fさんのような気鬱の患者さんには**香蘇散**がよいという考えもあります。香蘇散は香附子・蘇葉・陳皮・生姜・甘草からなり、理気作用（気をめぐらせる）に優れていますが、これも補気作用はほとんどありませんから、六君子湯の代わりにはなりえません。しかし香蘇散を六君子湯と併用すれば、理気作用が強くなり、本症例ではもっと早い効果が得られた可能性は高いでしょう。

最近、白朮およびこれに代わってよく用いられる蒼朮に抗肥満効果があるのではないかという動物実験による研究が発表されています。

コラム 鍵と鍵穴（図26）

日本漢方には「方証相対」という考えがあります。方（＝処方・薬のこと）と証（＝症候）は相対する、すなわち方と証は一対一で対応するということです。証ごとに、用いるべき漢方薬があるということでもあり、証さえ決まれば治療法である漢方薬は決まっているというのです。便利ですね。こういう一対一対応である点から、「方証相対」はまるで「鍵と鍵穴」だと言う人もいます。

しかし実際には、先にお話ししたように、Fさんには六君子湯でも半夏白朮天麻湯でもよかったわけです。そういう場合もありますので、ある証に使える処方はひとつではない、すなわち方証相対は一対一ではなくて「多対一」になってしまいます。また、六君子湯という「方」は、いろいろな証に使えますから、この場合は「一対多」になってしまいます。

現実的に、ある鍵穴に対してそれを開けることができる鍵は一本とは限りませんし、ある鍵でいくつかの錠を開けることもまたできますから、方証相対は一対一対応だというのは、いささか言いすぎなのです。

一本だけ鍵（漢方薬）を持つとしたら、どの鍵穴（証）にも合うマスターキーがいいですね。残念ながらそんな薬はありませんが。

図26 「方証相対」はまるで「鍵と鍵穴」

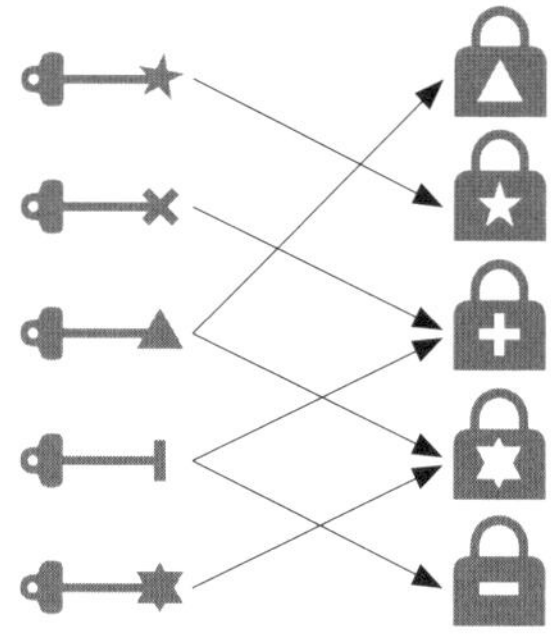

症例7（Gさん）

四一歳、女性。教員。問診票によると、三年前からコレステロール値が高くなってきたそうです。しかしそれはともかく、生理痛がきついこと、生理に伴って気分の浮き沈みが激しいことを何とかしたい、というのが受診の第一の目的だそうです。身長一五八cm、体重五二kg、中肉中背の体格の人です。血圧は一一六／七〇mmHgと異常がありません。

医「こんにちは。Gさんは生理でいろいろとお困りのようですね」

患「とにかく生理痛がひどくて、いろいろ鎮痛剤も使っていたのですが、だんだん最近きつくなってきました。ギューーッと差し込むように痛くて、生理初日には動けないくらいです」

医「婦人科は受診されましたか」

患「はい。子宮内膜症と言われてホルモン療法をすすめられたのですが、もう一人子どもがほしいので、していません」

医「それで、当帰芍薬散（とうきしゃくやくさん）を飲んでいらっしゃるんですね」

患「はい。四か月ほど飲んでいますが、効いている感じがしません。生理前なんか、いまでもキーッとなって、あとから考えると何でもないことでも夫にあたってしまい、申し訳ないです」

医「当帰芍薬散（とうきしゃくやくさん）以外には、漢方薬は試されたのですか」

患「いえ、これだけです」

医「ほかに何か症状はありませんか」

患「生理前に胸が張って痛くなります。あとは胃がよくキリキリと痛くなりますね。いつものどに何か引っかかっているような不快感もあります」

医「食べたものが引っかかるとか、しみるとかはありませんか」

患「ありません。ビー玉みたいなのがある感じがするだけです。あと、まわりの人に『よくため息をつくね』と言われます」

医「そうなんですね。それで、お通じはよくないんですね」

患「はい、便秘です。これも生理前にひどいです。ほかにも胃もたれがしたり、食欲もなくなります」

医「生理がはじまると解消するんですね」

患「はい。下痢になることが多いです」

Gさんは少し疲れた様子で、若干引きつった表情をしていますが、普段は元気な人のようです。生理（月経）に関するトラブルで、現代医学がすすめるホルモン療法よりも漢方治療を選んでいると言います。当帰芍薬散（とうきしゃくやくさん）はこういう場合によく使われる漢方薬なのですが、Gさんにはほとんど効果が出ていないようです。コレステロール以外には特に問題がないと言われています。飲酒はほとんどしません。喫煙もしていません。小学校の先生をしていて、ストレスがたまる上に、帰宅も毎晩遅いので、だんだん身体的にもきつくなってきたと言います。睡眠の質もよくないと言います。

月経前は誰でもそうなのですが、女性ホルモンの変動が起こるため、多少なりとも精神・身体の両面にわたる不快感があるようです。それがひどくなると、Gさんのように非常に怒りっぽくなって他人や物にあたったり、逆に落ち込んだり、ということがよくみられます。

肝腎のT－CHOLは二四三mg/dℓ、LDL－Cが一六三mg/dℓ、HDL－Cが五六mg/dℓでした。

実はここまでで、私はGさんにうってつけの漢方薬がわかってしまいました。もっと言えば、問診票に目を通した段階でピンときたのです。毎日何十人も患者さんをみていると、一人ひとりにいちいち一から望診、聞診、問診、脈診、腹診……とやっていてはすぐに日が暮れてしまいます。多くの人は、問診票を読み、診察室に入ってこられてぱっとお顔をみただけで、「あ、○△湯だな！」と見当がつきます。あとは、詳しく問診をしたり、脈や舌やおなかをみている間に候補が絞れてきて、煎じ薬で行く場合には、生薬の加減も頭の中で進めています。

Gさんの場合は、その処方でよいか、あとは確認作業になりました。

患「生理のほう、漢方で何とかなりますでしょうか、駄目なら諦めてホルモン治療を受けますが……」

医「まあ、まだトライしてみる余地は十分ありますよ。コレステロールのほうは漢方で下がるかどうかは、やってみないとわかりませんが」

患「わかりました」

脈診では、沈弦細で渋脈（じゅうみゃく）（流れが悪い脈）です。舌は暗赤色で瘀斑（おはん）（舌に紫色から褐色の部位がある）がみられます。苔は薄い白です。また腹診では、引き締まったおなかですが、へその両側と脚のつけ根の両側に圧痛がみられました。胸脇苦満もありました。

✤Gさんの証を検討する

以上で四診が終わりました。まとめますと、Gさんは、引き締まった体格で、神経質で特に月経前にはイライラして怒りが爆発し気分の浮き沈みが激しい、生理前に胸が張って痛くなる、寝つきが悪く睡眠の質が悪い、子宮内膜症があって生理痛がきつい、いつものどに不快感があり、よくため息をつく、生理前の便秘、生理開始後の下痢、ストレスがたまる、疲れがたまっている。沈は弦細渋脈（流れが悪い脈）、舌質暗赤、瘀斑あり、へその両側と脚のつけ根の両側に圧痛あり、胸脇苦満あり。以上です。

✤気血の異常はあるか

Gさんは、「気」が若干減っていることがわかります。ただ、生理の前は怒りが爆発するなど、気逆がひどいようです。「気通じざればすなわち痛む」と言うがごとく、月経痛は大変つらく、気滞も特に腹部で起こっていると考えます（図27）。

気が流れなければ、血の流れも自然と悪くなります。これを「瘀血」と言うのでした（三四頁参照）。瘀血によって痛みや感情の失調をきたしているのです。

✤「肝」の異常

「肝」は、全身の気血の流れを調節し、精神状態を正常に保つ機能がありました。Gさんは、特に生理前はこれが破綻しています。肝気鬱結がひどくなり、一気に肝鬱化火まで行ってしまっています。そして爆発的にこれが解消すると、今度は一気に元気がなくなり落ち込んでしまいます。これは肝気虚です。ほぼ一か月の間に肝の気が爆発したり減ったりを繰り返すので、精神的に大変消耗します。睡眠の質がよくないのは、熱が「心」にも伝わっているから、と考えられます（症例1を参照）。

✤肝脾横逆

さてGさんは、月経前は便秘なのに、月経がはじまると下痢になると言います。しかしよく話を聞くと、月経前から胃腸の調子はよくなさそうです。これは肝鬱化火が近くの脾に飛び火して、脾の機能を落としているからだと思われます。ほかにも、ストレスを日ごろ抱えていて、胃痛や下痢になるというのも、同じメカニズムによります。これは漢方では「肝脾横逆（かんぴおうぎゃく）」と言います（図28）が、相生・相克理論のところでお話ししたように、肝が強くなりすぎて、相克関係にある脾を抑え込んでしまう（四〇頁参照）という理屈が成り立ちます。

図27　気通じざればすなわち痛む

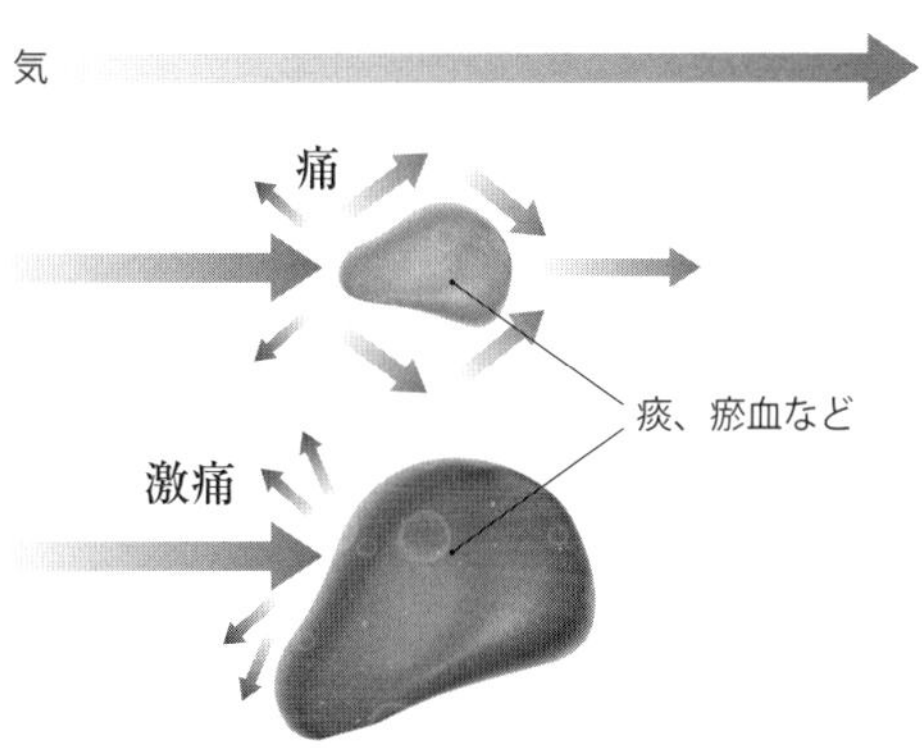

「肝脾横逆」は「肝鬱脾虚」とも言いますが、要するに肝鬱が原因で、脾そして胃の機能が落ちるのです。すると食積・食滞がたまってくるわけです（症例6）。これがコレステロールと解釈できるのでしたね（一一九頁図24参照）。

✤症例7の診断と治療

Gさんは、「肝鬱化火上炎」があり、「食積」「食滞」があるのですが、本人が最も困っているのは月経関連の症状です。漢方医の目からみても、相当きつい瘀血証だと思われました。

ですから、Gさんの証は「肝鬱気滞・肝火横逆脾胃・血瘀[*2]」となります。その治療には、もうお気づきでしょうが、証の逆向きのことを仕掛ければよく、肝鬱を解いて気を流し、肝火を消して脾胃を守り、血の流れをよくすればよいわけです。専門的には「疏肝理気、補脾和胃、活血化瘀」と

図28

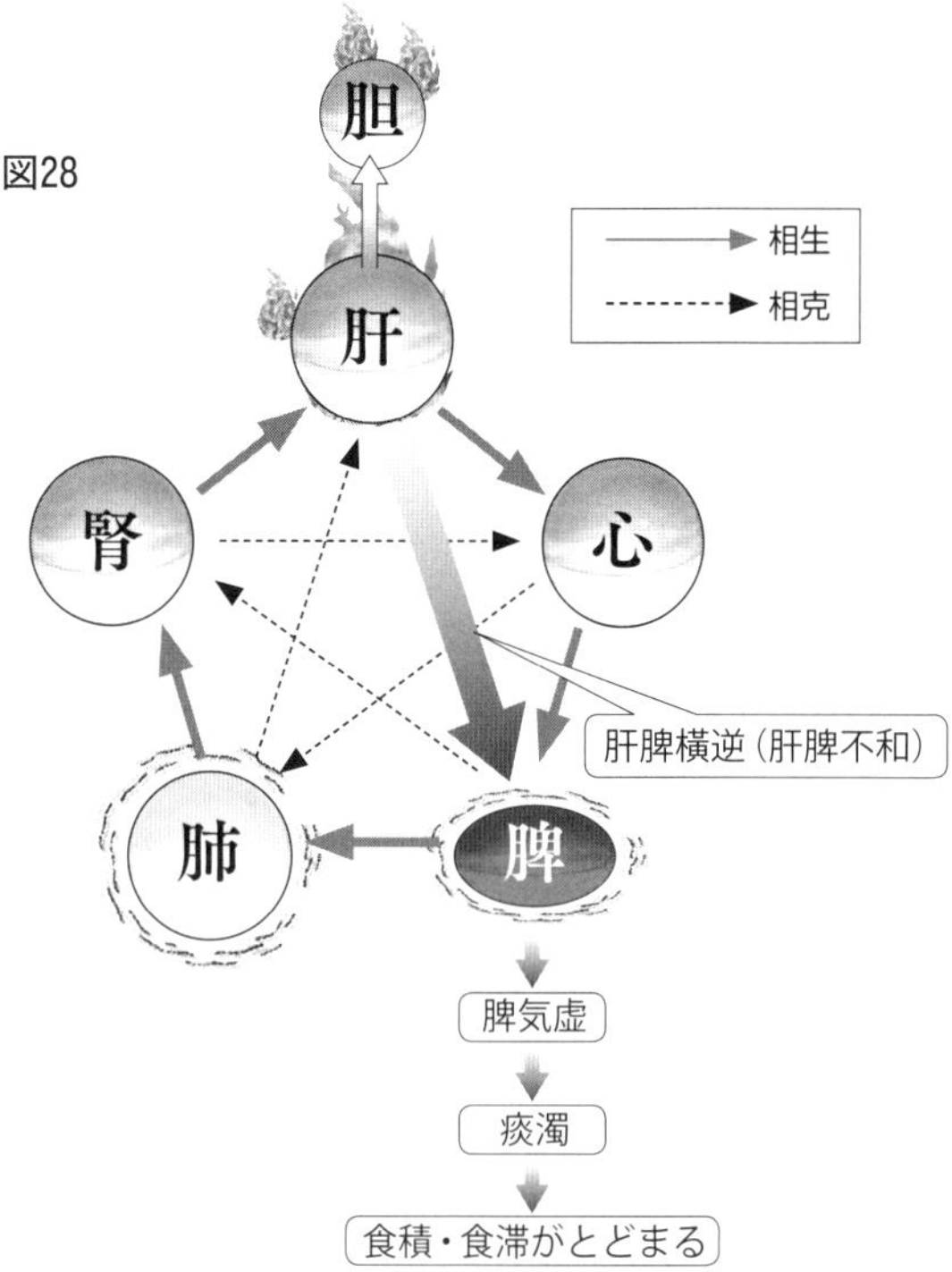

言います。こういう漢方処方の代表は**加味逍遙散**（かみしょうようさん）です。エキス製剤を希望されましたが、さてこれでどれくらい症状が取れるか、やってみることにしました。

二週間後。

医「こんにちは。ご様子はいかがですか」
患「昨日から生理ですが……まだ痛みはかなりあります」
医「生理前の精神不安定さはいかがでしたか」
患「うーん、少しましになったような気はしますが……」
医「脈をみてみましょう」
患「……」
医「（脈はまだ沈渋（ちんじゅう）だな……）舌もみてみましょう」
患「……」
医「（月経開始後なのにまだ舌下静脈が腫れているな……）はい結構です」
患「どうですか……」
医「まだ効果は出ていないようですね」

＊2　血瘀というのは中医学の言い方で、血が鬱滞する状態のことを指します。血瘀のときにできた血の固まったものを瘀血と言います。日本漢方ではどちらも瘀血と言います。

患「もう一サイクル飲んでみます。漢方って効くのに時間がかかるそうですから……」

その四週間後。

医「こんにちは。いかがですか」
患「三日前から生理ですが……痛いですね」
医「いままでの痛みが一〇だとして、いまどれくらいですか」
患「そうですね……九くらいでしょうか」
医「イライラもありましたか」
患「はい……それは少しよくなった気がします」
医「お通じのほうはいかがですか」
患「変わりありません」

痛みの改善度合いが一〇のうち九くらい、というのは、恐らく全然効いていないと思われますので、ここで処方を変更しました。ただし、イライラのほうには若干に効いているかもしれず、つまり加味逍遙散(かみしょうようさん)の「疏肝理気、補脾和胃、活血化瘀」作用のうち、疏肝理気には効いているかもしれない、しかし活血化瘀は不十分だと考え、**桃核承気湯**(とうかくじょうきとう)を追加しました。これもエキス製剤です。

その四週間後。

医「こんにちは。いかがですか」
患「今回の生理は楽です。久々に鎮痛剤が要りませんでした」
医「おお、それはよかったですね。生理前の気分とか、お通じはいかがでしたか」
患「落ち込みがちょっとありましたが、あまり怒りっぽくならなかったようで、夫には『ずっといまの薬を飲んでいなさい』と言われました（笑）」
医「お通じはいかがでしたか」
患「これはお陰様で、よくなりました。ゆるいこともありますが、出ないよりもずっといいです」

脈も沈弱ですが渋ではなくなり、舌の色も一部の瘀斑は残っていますがきれいな淡紅色となりました。腹診で、若干へその横の圧痛は残っていますが、かなり改善したと言ってよいでしょう。その後、同じ処方を続けていただき、一年ほどして妊娠されたので、漢方治療は出産後まで中止ということにしました。なお、T－CHOLは二四三mg/dℓ（初診時）→二〇六mg/dℓ（一年後）、LDL－Cが一六三mg/dℓ→一二三mg/dℓ、HDL－Cが五六mg/dℓ→六三mg/dℓと、何とか改善していきました。

✤症例7のまとめ

肝鬱気滞・肝火横逆脾胃・血瘀証ととらえて、疏肝理気＋補脾和胃＋活血化瘀を同時に行う**加味**（かみ）**逍遙散**（しょうようさん）エキス製剤を最初に処方しました。しかし、まったくと言ってよいほど効きませんでした。

こういう場合、診立てが間違っていることが多いのですが、逆に診立てはまったく正しい場合もあるのです。たとえば、矢を射て的の中心にあたったとしても、矢に威力がなければ的を貫通せずに、あたっただけでポトリと落ちてしまいますね。それと同じようなことがGさんにも起こったと考えます。加味逍遙散に**桃核承気湯**を追加したのは、疏肝理気＋補脾和胃＋活血化瘀のうち、理気と活血化瘀を強めたかったからで、実際にうまく効いてくれました。この症例では、肝腎の高脂血症（脂質異常症）のほうは二の次になってしまいましたが、それでも何とか改善していましたので、食積・食滞も減ってくれたのだと思います。

　加味逍遙散は、疏肝理気の柴胡・山梔子・薄荷、補脾和胃の白朮・茯苓・生姜・甘草、活血化瘀の当帰・芍薬・牡丹皮が配合されていて、桃核承気湯は疏肝理気の大黄・芒硝、補脾和胃の甘草、活血化瘀の大黄・桃仁・桂皮からなります。大黄や桃仁のようにひとつで複数の役割を持つ生薬もあり、二つの処方を合わせると、結果的に加味逍遙散の持つ作用を強めたような内容になります。

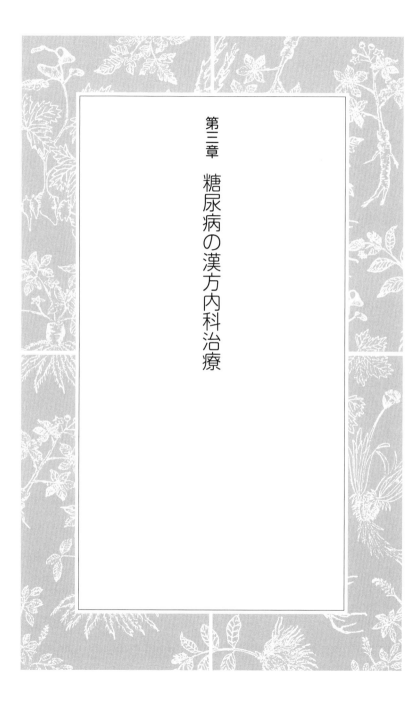

第三章　糖尿病の漢方内科治療

糖尿病とはどういう病気か

健康な状態ならば、食事で摂った炭水化物、蛋白質、脂質などの栄養素は、消化吸収されて一部がブドウ糖（グルコース）になります。特に炭水化物はほとんどが糖となり、その大部分を占めるグルコースは血液中をめぐりはじめ、血液中のグルコースの濃度（血糖値）が上昇します。すると、血糖を下げるホルモンである**インスリン**が膵臓のランゲルハンス島（ラ氏島）と呼ばれる細胞群から分泌され、これが筋肉や肝臓に作用することによって、血液中のグルコースが筋肉や肝臓に取り込まれますので、血糖値は上がりすぎることなく、また下がりすぎることもなく、七〇〜一一〇㎎/㎗という範囲に保たれるように調節されています。このインスリンと血糖値は実にうまくお互いをコントロールしています。血糖値が下がりすぎそうなときは、膵臓のラ氏島は**グルカゴン**というホルモンを分泌して、肝臓でグリコーゲンを分解して、あるいはアミノ酸を材料にしてグルコースをつくり、血液中に放出することで血糖を上げる方向に持っていきます。血糖を上げるホルモンは、グルカゴン以外にもエピネフリン（アドレナリン）、糖質コルチコイド、成長ホルモン、甲状腺ホルモンなど複数ありますが、下げるのはインスリンただ一種類しかありません。つまりインスリンは血糖降下を担う唯一のシステムです。これが破綻すれば、すなわち血糖を下げることができなくなります。

この血糖調節機構、特にインスリンによるものが何らかの原因で破綻すると、血糖値がぐんぐん上がり、およそ一七〇mg/dℓを超えると血液中から尿に糖が漏れて出てくるのです。昔の医者は患者さんの尿を舐めて、甘ければ糖尿病と診断していたので、こういう名前が残っているのです。いまは尿を舐める診断では不正確ですし、医者のほうもやっていられませんから、血液検査で血糖値をきちんと測定し、一定の条件にあてはまれば糖尿病と診断するようになりました（後述）。

平成二六年国民健康・栄養調査によれば、現在のわが国で糖尿病が強く疑われる人の割合は、男性一五・五％、女性九・八％もいて、増加の一途をたどっています。

糖尿病の診断

糖尿病は初期には何の症状も起こしません。しかし高血糖状態が続くと、身体は尿からグルコースを捨てようとしますので、多尿、頻尿になります。すると今度は水と糖が捨てられたために、のどが渇き糖分が異様にほしくなります。また、血液中のグルコースが筋肉に取り込まれにくくなるため、筋肉はエネルギー源が不足し、疲れやすくなります。

こういう症状が出てくるころには糖尿病はすでに相当進行していますので、現在では早期に発見するために血液検査を行います。血糖値とHbA1c（ヘモグロビンA1c）の値を測定しますが、典型的な糖尿病の症状があればこれも加味して診断します。次の⑴〜⑷のいずれかにあてはまる場合を「糖尿病型」と言い、別の日の検査でも糖尿病型であれば、糖尿病と診断されます。ただし一回の検査で⑴〜⑶のどれか＋⑷が確認されれば、それだけでも糖尿病と診断されます。

(1) 空腹時に測定した血糖値（空腹時血糖値）≧一二六mg/dℓ
(2) 検査用のブドウ糖液を飲んだ二時間後に測定した血糖値（ブドウ糖負荷試験二時間値）が二〇〇mg/dℓ以上
(3) 食事の時間に関係なく測定した血糖値（随時血糖値）≧二〇〇mg/dℓ
(4) HbA1c ≧六・五%

糖尿病の種類

糖尿病は大きく次のように分けられます。

①1型糖尿病

膵臓でインスリンがつくられなくなって起こる糖尿病です（**インスリンの絶対的不足**）。原因はいまだに不明ですが、ウイルス感染がひとつの可能性にあげられています。生活習慣とは関係なく起こりますので、通常は生活習慣病には含めません。日本では糖尿病全体の数%程度です。

②2型糖尿病

インスリンはある程度分泌されているのに、太りすぎなどによって筋肉や肝臓におけるインスリンへの感度が下がって、インスリンの効きが悪くなる結果、インスリンの所要量が多くなったり、インスリンの分泌のタイミングが食事による血糖上昇に遅れたりして起こる糖尿病です（**インスリンの相対的不足**）。日本の糖尿病のほとんどがこちらです。原因は、食べすぎ、運動不足、肥満、喫煙、飲酒、ストレスなど生活習慣が深くからんでいると言われます。遺伝的に糖尿病になりやすい人も少なくありません。

③二次性糖尿病

ほかの病気、たとえば甲状腺機能亢進症（バセドウ病）や副腎皮質機能亢進症（クッシング症候群）、慢性膵炎、膵がんや、副腎皮質ステロイド薬、経口避妊薬などの薬で起こる糖尿病などもあります。

糖尿病の現代医学的メカニズム

血糖は身体のエネルギーになるので重要なものですが、糖尿病になって血糖値が高い状態（高血糖状態）が長く続くと、血糖は血管を傷つけることがわかっています。血管はほぼ全身に張りめぐらされているので、全身の血管が傷つき、全身に血流の配分がうまくいかなくなり、特に細い血管からやられていきますので、細い血管が発達している臓器が特に早くダメージを受けます。**糖尿病とは血管の病気**なのです。

糖尿病になると何が困るのか

血管がやられてダメージを受ける臓器の代表は、眼の網膜、神経、そして腎臓です。網膜がやられると失明します（**糖尿病性網膜症**）。神経がやられると足や手にしびれや痛みが続くようになります（**糖尿病性末梢神経障害**）。腎臓は細い血管が網の目のように並んでいて、血中の老廃物を濾し出して尿として捨てる臓器ですから、やられると腎不全になり透析が必要になります（**糖尿病性腎症**）。ほかにも、大きな血管がやられると狭心症、心筋梗塞、脳卒中などを起こし、命に関わります。脚の動脈がやられると、壊疽（えそ）になって切断しなくてはならないこともあります。また、感染症を起こしやすくなり、高齢者では肺炎などで命取りになりやすいのです。糖尿病自体で困るのではありません。このような合併症で困るのです。糖尿病もサイレント・キラーです（一七頁参照）。

糖尿病の一般的治療

1型糖尿病はインスリンが絶対的に不足しているため、注射でインスリンを常に補充する治療が必要です。

2型糖尿病ではインスリンは相対的に不足している、つまりインスリンはある程度は分泌されているけれども、肥満などのために必要量のほうが通常よりもはるかに多くなっていて足りない、というだけなので、食事療法と運動療法で肥満を解消し、筋肉におけるインスリンの効きを改善したりします。これで血糖値が改善しない場合に薬物療法に移ります。

①食事療法

患者さんごとに、標準体重（身長から算出）×二五〜三五kcalの範囲で、活動量に応じた適切なエネルギー量を摂るために、量と栄養バランスを考慮した食事にします。

②運動療法

運動でエネルギーを消費し、肥満を解消します。また、筋肉や肝臓がインスリンに対してもとのように反応するようになり、インスリンの効きが回復します。

やみくもに食べる量を減らせばいい、とにかく運動をやればいい、というものではありません。血管病変の進んでいる人にはかえって逆効果になることもあり、医師の指導の下に行いましょう。

③薬物療法

多くの場合、食事療法・運動療法を数か月やっても効果が出ないときにはじめて薬を使用します。大事なことは、薬物療法をはじめても、食事療法・運動療法をやめないことです。飲み薬と注射薬があります（後述）。

コラム　糖尿病の薬は、はじめたら一生飲まなければならないか

糖尿病は、いったん発症すると治りません。しかし、きちんと治療していれば、怖い合併症も防げますし、天寿を全うすることが可能です。1型の場合はインスリンの絶対的不足ですから、一生インスリンが手ばなせないでしょうが、2型の場合はインスリンの相対的不足ですから、インスリンの消費量が回復すれば、薬を飲んでいる場合でも、減らしたり中止したりできることがあります。

ではその薬を紹介していきます。各薬は医師の処方・指示のもとでのみ使えるもので、ここに書ききれない使用上の注意点や副作用なども当然あります。たとえば家族や友人の薬を自己判断で飲むことは大変危険ですので、絶対に行わないでください。

✤スルホニルウレア（SU）薬

古くから使われている薬です。糖分の摂りすぎなどで血糖が上がる傾向が続くと、膵臓は高い血糖値を下げるためにインスリンをどんどん分泌し、その結果、ラ氏島が疲弊して、インスリンの分泌力が徐々に低下します。そして所要量のインスリンを分泌できなくなり、血糖値が下がらなくなってしまいます。

この状態でSU薬を服用すると、これはラ氏島を刺激してインスリンの分泌を促します。したがって、食事をせずに服用したりSU薬が効きすぎたりすると、インスリンが必要以上に分泌されて

しまい、低血糖を起こすことがあります。また、SU薬はある意味でラ氏島をむち打つような薬ですから、ラ氏島がいよいよへたってくれば、やがて効かなくなります（二次無効）。

✤速効型インスリン分泌促進薬

SU薬と似た作用を持ちますが、SU薬よりも効いてくるのが速く、食事の直前に服用します。つまり食後に急激に血糖値が上がるのを抑える薬です。これを飲んですぐに食事をしないと、低血糖を起こすことがあります。

✤α-グルコシダーゼ阻害薬（α-GI薬）

食事で摂った糖分（多糖類）は腸の中で分解され、最終的にグルコースなどの単純な分子（単糖類）になります。α-GI薬はこの最終段階を遅らせ、分解を二糖類でしばらく止めてしまうので、グルコースの吸収を遅らせ、食後の高血糖を抑えます。インスリンの分泌には関係しないので低血糖はほとんどきたしませんが、腸内細菌が二糖類を処理してガスが放出され、それがおなかにたまって張るという副作用があります。

✤ビグアナイド薬（BG）

古くからある薬ですが、最近見直されているものです。ビグアナイド薬は、肝臓や筋肉のインスリンに対する感度を上げる作用、肝臓における糖の合成を抑える作用、消化管からの糖の吸収を抑える作用があり、特に肥満して筋肉や肝臓のインスリンに対する反応が悪くなった患者さんに用います。インスリンの分泌には関係しないので低血糖はほとんどきたしませんが、まれに重い副作用があります。

✤インスリン抵抗性改善薬

肝臓や筋肉のインスリンに対する感度を上げ、血液中のグルコースを筋肉や肝臓に取り込ませる薬です。ビグアナイド薬と同様に、特に肥満して筋肉や肝臓のインスリンに対する反応が悪くなった患者さんに用います。インスリンの分泌には関係しないので低血糖はほとんどきたしませんが、逆に太りやすくなることもあります。

✤DPP‐4阻害薬

食事をすると、小腸の粘膜からGLP‐1とGIPというホルモンが分泌されます。これらは合わせて「インクレチン」と呼ばれます。食事をしないときは分泌されません。インクレチンは膵臓からインスリンを分泌させます。インクレチンはDPP‐4という酵素で分解されますが、この働きを抑える「DPP‐4阻害薬」を服用すると、インクレチンがたまります。すると、これが膵臓を刺激し、結果的にインスリンの分泌量が増えます。DPP‐4阻害薬はインクレチンに作用するので、食事をしていないときには効きませんから、SU薬とは違って低血糖はほとんどきたしません。しかし、SU薬を併用すると低血糖が起こることがあります。

✤ＳＧＬＴ２阻害薬

普通は腎臓からはグルコースは排出されないのでした。それは実は、いったん血液から尿に濾し出されたグルコースを、ＳＧＬＴ２という蛋白が尿から血液中に引き戻すからです。このＳＧＬＴ２の働きを阻害する「ＳＧＬＴ２阻害薬」を服用すると、引き戻されるグルコースが減り、グルコースは尿中に捨てられるため、血糖値が下がります。効きすぎると低血糖が起こることがあります。

✤インスリン製剤

インスリンがつくられない１型糖尿病では、インスリンを補充してやる必要があります。インスリンは内服では効きませんので、注射でこれを打ちます。２型糖尿病では先の内服薬で治療しますが、それでもうまくいかない場合にインスリンを打ちます。携帯に便利な注射器を使って自己注射します。投与量が多すぎると低血糖が起こることがあります。

✤ＧＬＰ－１受容体作動薬

食腸の粘膜から分泌されるＧＬＰ－１は、膵臓表面の「ＧＬＰ－１受容体」に作用してインスリンを分泌させます。ＧＬＰ－１と同じような働きをすることができる薬が「ＧＬＰ－１受容体作動薬」です。一日一～二回自己注射します。ＧＬＰ－１受容体作動薬はＤＰＰ－４阻害薬と同じく、食事をしていないときには効きませんから、ＳＵ薬とは違って低血糖はほとんどきたしません。しかしＳＵ薬を併用すると低血糖が起こることがあります。

糖尿病を漢方的にとらえるとどうなるか

先にお話ししたように、漢方は血液検査などが使えない前提で発展してきましたので、糖尿病もいまのように早期には発見できず、かなり進行して多尿、頻尿、のどの渇き、食欲亢進、疲れやすさ、異常なやせなどの症状が出てからようやく診断されていました。この中でも、特にのどの渇きは大変ひどく、かつ特徴的でした。水を飲んでも飲んでも、まるで水が体内で消えてしまうかのようにのどが渇くので、「消渇」と呼ばれていました。この点、特に特徴的症状がない高血圧や高脂血症（脂質異常症）よりは、漢方でもかなり古い時代から把握されていた病気と言えるでしょう。

『黄帝内経』の『素問』奇病論篇には、「病気で口の中が甘く感じる場合……これは五気[*1]があふれている状態で、脾癉[*2]と言います。五つの味（飲食物のこと）が口に入ると、胃にいったん蓄えられて、飲食物の気は脾によって全身へめぐっていきますが、津液（注：甘みがある）は脾に残るので、これが甘く感じるのです。脾癉は栄養価の高いものばかり食べるために起こり、この患者さんは必ず肥満しています。すると熱がおなかに発生し、これでおなかがいっぱいになるので、胃の気は上へあふれ出し、しかも熱で津液は枯渇するので、激しい口渇へと転じるわけです……」と書いてあります。

『黄帝内経』の『霊枢』五変篇には、「生まれつき五臓がすべて脆弱な場合は消癉という病気にかかりやすい。陰虚体質の人が最もかかりやすい」と書いてあり、陰虚すなわち血や津液が平素から足りない人がなりやすい病気とされています。また、長期間のストレスや、性行為のしすぎなどでも、陰虚になって熱が激しくなり消渇になる、と言われています。

つまり、消渇はさまざまな原因によって起こる陰虚症状ということがわかります。したがって漢方治療は、陰を補いつつそのもととなる胃熱を抑えること、さらにそのもとである食べすぎを解消することが要点となります。あるいはストレスや陰虚体質の根本からの改善＝消渇の治療、ということになります。

糖尿病の「証」――漢方的パターン分類と治療法

糖尿病およびその症状に対し保険適用になっている主な漢方薬を、一覧表に挙げておきます。糖尿病はメタボリックシンドローム関連で起こることも多いので、これらの漢方薬以外にも、高血圧、高脂血症（脂質異常症）・肥満のところで触れた漢方薬も用いられることはあります。

＊1　酸・苦・甘・辛・鹹（しおからい）の五味。
＊2　ひたん。病気の名前。

表6　糖尿病およびその症状に対し保険適用になっている主な漢方薬の一覧表
（メーカーによって表記に若干差があります）

漢方薬名	どういう徴候・症状・体質（＝証）に用いられるか
大柴胡湯（だいさいことう）	比較的体力のある人で、便秘がちで、上腹部が張って苦しく、耳鳴り、肩こりなど伴うものの次の諸症に用いる……**胆石症、胆嚢炎、黄疸、肝機能障害、高血圧症、脳溢血、じんましん、胃酸過多症、急性胃腸カタル、悪心、嘔吐、食欲不振、痔疾、糖尿病、ノイローゼ、不眠症。**
五苓散（ごれいさん）	口渇、尿量減少するものの次の諸症に用いる……**浮腫、ネフローゼ、二日酔い、急性胃腸カタル、下痢、悪心、嘔吐、めまい、胃内停水、頭痛、尿毒症、暑気あたり、糖尿病。**
八味地黄丸（はちみじおうがん）	疲労、倦怠感著しく、尿利減少または頻数、口渇し、手足に交互的に冷感と熱感のあるものの次の諸症に用いる……**腎炎、糖尿病、陰萎、坐骨神経痛、腰痛、脚気、膀胱カタル、前立腺肥大、高血圧。**
白虎加人参湯（びゃっこかにんじんとう）	のどの渇きとほてりのあるもの。

糖尿病の治療実例

医学・医療が進んだ現在、糖尿病が「消渇の状態」になるまで放置されることはまずありません。治療の対象となる人のほとんどは無症状です。もし、医療も健診も受けずに消渇状態にまで至ってしまった場合は、至急、現代医学的治療を行わないと危険です。血糖値を下げる漢方薬があるにはありますが、作用は弱く、漢方でのんびりとやっていてはいけません。したがって、消渇の状態を漢方治療でうんぬんすることはまったく非現実的ですから、本書では深く追求はしません。その代わりに、「これは漢方ならでは」という分野があります。それについて考えてみましょう。

症例8（Hさん）

六二歳、男性。無職。問診票によると、五一歳で糖尿病を発症し、以後内科で治療を受けています。二年前から足の指や足の裏にジンジンするしびれと痛みが出現したので、これも内科で薬を処方されて服用しているけれども改善しないと言います。また、わずか五分ほどでも歩くと、特に右脚のふくらはぎあたりが締められるように痛くなり、二〜三分休むとすぐに回復するとも言います。漢方薬でこういう症状が取れるという話を小耳に挟んだので受診した、とあります。身長一七〇cm、体重六一kg、中肉中背か若干やせ気味の人です。血圧は一〇二／五四mmHgと異常はありません。空腹時血糖値は一二〇mg/dℓ、HbA1Cが七・一％とあり、糖尿病はほぼ安定しているようです。

医「こんにちは。Hさんは最初に糖尿病だとわかったときは、体重はどれくらいありましたか」

患「七五kgくらいあったと思いますね。かなり太っていました。病気だとわかってから、とにかく体重を減らすように言われて、少しずつ落としてきました」

医「わかりました……いまは足の裏がしびれて、しびれを抑える薬があまり効かないということですね」

患「はい。何種類か試しましたが、どれも……」
医「いまは何を飲んでおられますか」
患「これです。三か月飲んでいますが、駄目ですね」

問診によれば、疲れやすく、とにかく全身がだるい、腰から脚にかけて冷える、手足がほてって寝られないことがある、睡眠が浅い、食欲は旺盛でも不振でもない、のどがよく渇く、尿は一日一〇回以上、色は透明ないし薄い黄色で、夜中にトイレに三回ほど起きる、腰がだるくて痛い、便秘が多い、立ちくらみ、耳鳴りがする、全身がよくピリピリとかゆくなることが多く、特に陰部がかゆい、飲酒はほぼ毎日ビール一本程度、喫煙は二〇本程度を四〇年以上続けているそうです。

脈は沈弦で特に尺弱（手首から遠いところで脈が急に弱くなる）、舌質は全体に紫色で、舌苔は厚みがあります。舌下静脈はどす黒く怒張しています。また腹診では、腹筋が全体に薄くて、押すと反発する力がなく（腹力がない）、特に下腹部が軟弱で、押すと陥没しているのがわかります（小腹不仁[*3]）。またへその左右に圧痛があります。

念のために靴下を脱いでもらい、足の様子をみてみましたが、触ると冷たいということ以外は、皮膚の色の変化もなく、指もきれいでした。

✤Hさんの証を検討する

さて、Hさんの証はどのようなものになるでしょうか。これまで何名かの症例を検討したときと同じように、漢方的に考えてみましょう。

✤気血の異常はあるか

Hさんは、問診中にも「疲れる」「疲れやすい」を連発していました。もともと過食で肥満だったということから、脾の異常があったのでしょう。それから徐々に気虚になって糖尿病を発症したのかもしれません。とにかく現在は気虚がありそうです。

また、漢方では「気通じざればすなわち痛む」と言うのでした。ふくらはぎが痛いのはそこで気が通じていないのでしょう。足先が冷えるのは、気の働きのうち特に「陽」という温める作用が十分発揮されていないから起こるのですが、そこで陽が働かないというよりは、そもそも陽気が足先まで流れていないと考えるほうが自然でしょう。そして、その陽気がどこかで遮断されているというよりは、そもそもHさんの持っているトータルの陽気の量が少ないと考えるのが、一番自然ではないでしょうか（図29）。

図29

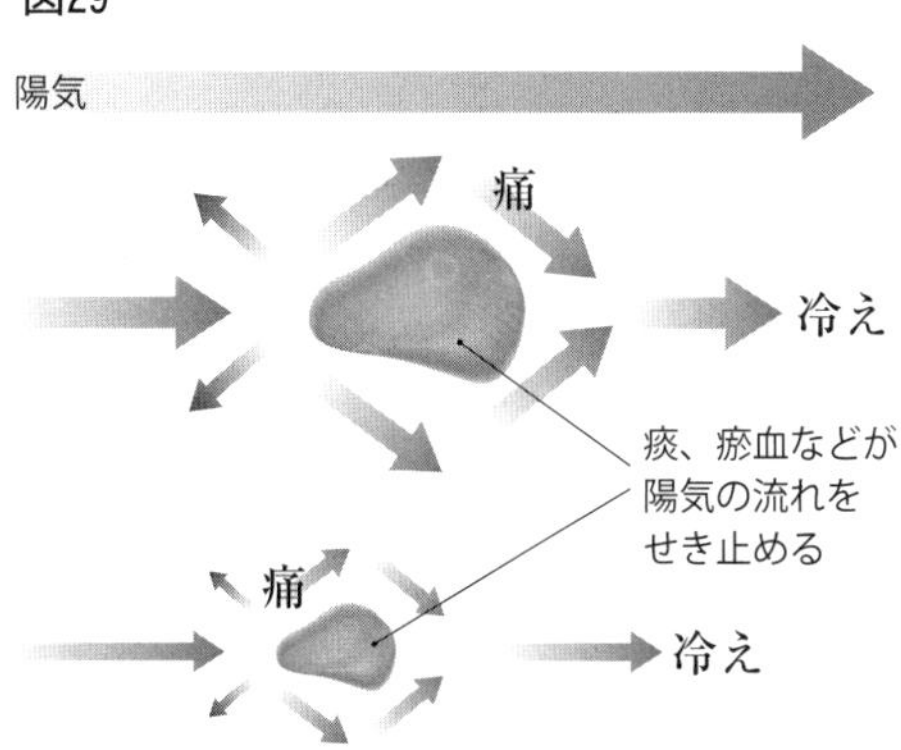

そもそも、もともと陽気が少なければ、
わずかなことでも通じなくなり、痛み・冷えが出やすい

＊3　または臍下不仁と呼ばれ、高齢者などによくみられる、八味地黄丸が適応する証のひとつ（六五頁図17参照）。

「血」については、Hさんの訴えるふくらはぎの痛みが「瘀血」から来ている可能性もあります。舌の様子、腹の圧痛はこれを裏づけます。喫煙は血行を悪化させることが現代医学的にも知られており、最近では瘀血の原因として挙げられます。Hさんには禁煙の徹底をすべきでしょう。歩くと右下肢が痛くなるのは、現代では「間欠性跛行（かんけつせいはこう）」と言いますが、動脈硬化による血行不良のものが多く、これも瘀血と考えてよいでしょう。「気通じざればすなわち痛む」の「気を通じさせない」ものがこの場合、瘀血なのでしょう。ちなみに、瘀血による痛みは固定したもの、つまり同じ場所がずっと痛むのですが、瘀血によらない場合（たとえば気滞によるものなど）は、痛む場所が移動したり変わったりします。

また、「全身のかゆみ」は高齢者全般によくみられますが、つまり皮膚の潤いが加齢で失われた結果です。漢方的にはこれは血虚によるものです。皮膚の毛細血管が十分に循環していない、つまりその部分が血虚になっていると考えれば、これはすなわち陰の不足なので、潤わないのは当然です。だからカサカサになるのです。漢方では「乾くと風を生じる」とも言いますが、地面が乾くと砂ぼこりが舞い上がるようなものです。こういう状態を漢方

図30

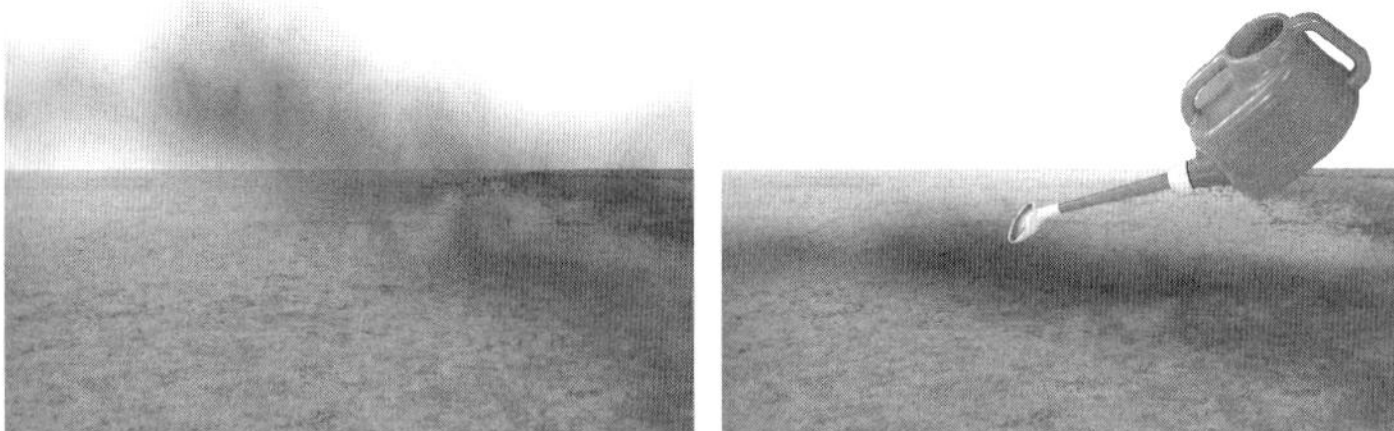

グラウンドに水を撒かないと砂ぼこりが舞い上がるように、陰虚（または血虚）で皮膚に潤いがなくなると、風が起こってかゆみが出る（血燥生風）

では「血燥生風（けっそうせいふう）」（図30）と言い、軽いものは普通の高齢者にもみられますが、重度のものはアトピー性皮膚炎などの病気でみられます。

「水」は若干不足しています。それは口渇と便秘があることでわかります。消渇ほどではないにせよ、その傾向はあるということですね。つまり陰虚であり、これによる陽亢（ようこう）（九一頁参照）が、眠りに入るときの手先のほてりとなって表れていると考えてよいでしょう。

✤「腎」の異常

五臓（三九頁参照）のひとつである「腎」は、尿をつくる、すなわち不要な水を捨てる「水を主（つかさど）る」という機能以外にも、多彩な働きをしていました。また、老化に関連する臓は「腎」です。腎の働きが落ちると、成長障害が生じたり、早く老化が進んだりしたりするのでした（六七頁参照）。

ここまでお話ししますと、Hさんの症状の多くに陰虚がからんでおり、腎の機能低下と関係があることがわかります。また、下肢に強くみられる冷えは、腎陽虚の表れでしょう。上半身や手足がほてるから陽虚ではない、と考える人もいるでしょうが、これは先にもお話しした通り、陰虚陽亢の状態であって、陰によって冷却・制御されていた陽気が、陰が減ることによって制御を簡単に振り切ることができるようになってしまったものです。しかも身体にあった陽気の量が少ないため、ごく一部の領域にしか熱を感じることができない状態なのです。全身からみると、陽気の量は非常に少ない、したがって全身的には陽虚でしょう。

✤症例8の診断と治療

Hさんの証は気虚（特に陽虚）、血瘀、陰虚、腎の機能低下などから、腎陰虚＋腎陽虚、つまり「腎陰陽両虚」とまとめることができます。腎陰虚専門の治療薬は六味丸ですが（七三頁参照）、これだけでは力不足でしょうから、桂皮＋附子という身体を温める作用（補陽作用）の強い薬を加えた八味丸（**八味地黄丸**）がよさそうです。しかし、八味丸に牛膝（特に下半身の血行を改善）・車前子（水の流れを改善）を加えた**牛車腎気丸**があり、これを用いることにしました。

二週間後。

医「こんにちは。ご様子はいかがですか」

患「足がポカポカしてきました。腰痛は少しましでしょうかねえ……しびれはまだあります」

その二週間後。

患「少ししびれがましになってきました……かねえ」

ここで、牛車腎気丸で治療の方向としてはよさそうですが、もう少し血流を上げたほうがよいと判断し、瘀血を改善する基本的な漢方薬の**桂枝茯苓丸**を追加しました。

その二週間後。

患「確かに、しびれがましになってきました。でも今度は冷えが戻ってきた感じです。薬に慣れてきたんでしょうか。飲みはじめたときは本当にポカポカだったのに……」

時期がもう晩秋だったこともあり、さらに温める目的で**附子**(ぶし)を追加しました。牛車腎気丸(ごしゃじんきがん)にも附子(ぶし)は含まれていますが、それを強化する意味で足したのです。修治[*4]した**附子末**(ぶしまつ)を最初は一日〇・五gから開始し、徐々に増やして一・五gまで持っていきました。これで足のしびれ、ピリピリした痛みはほとんど感じなくなりました。また、疲れやすさ、冷え、手足のほてり、夜中排尿、腰痛なども許容範囲に収まっています。

✤症例8のまとめ

腎陰虚＋腎陽虚に瘀血がからんだHさんに、腎の陰陽を補う作用＋活血作用がある牛車腎気丸(ごしゃじんきがん)を処方し、活血作用を増強するために桂枝茯苓丸(けいしぶくりょうがん)を追加し、さらに補腎陽の附子(ぶし)を増量して症状が緩和した症例です。

実は牛車腎気丸(ごしゃじんきがん)は、糖尿病性神経障害についてはその効果が現代医学的にも証明された漢方薬で、糖尿病性神経障害に対して現代医学でも治療薬がこれまでそれほど多くはなかったせい[*5]か、普通の

＊4　加熱することで毒性を消すこと。
＊5　最近では、抗うつ薬のデュロキセチン、アミトリプチン、神経障害性疼痛治療薬のプレガバリンなどが糖尿病性神経障害にも用いられるようになってきています。

内科医でも糖尿病性神経障害の治療薬として結構使っているようです。

桂枝茯苓丸は桂皮・芍薬・茯苓・桃仁・牡丹皮という生薬からなり、茯苓以外の四つに活血作用があります。また桂皮・茯苓・牡丹皮は牛車腎気丸の成分でもあります。

附子については、その鎮痛効果がよく知られており、いろいろな痛みの漢方治療によく用いられます。漢方薬でも桂枝加朮附湯、桂枝芍薬知母湯、麻黄附子細辛湯、真武湯、大防風湯などに配合されています。温める作用も強力で、冷えの人にもよく用いられます。なお、附子はトリカブトの根っこの部分で、猛毒性の生薬ですが、修治すなわち加熱することで毒性が減り、薬として用いることができるようになります。もちろんこの加熱は有資格者が行うべき作業です。

中休み――第一章〜第三章のまとめ

これまで、高血圧、脂質異常症、糖尿病についてお話ししてきました。この三つの病気は一見まったく別々のものにみえます（実際そうです）が、これらの病気自体よりも、それぞれの結果によって起こる**動脈硬化**が、生命をおびやかす共通の問題であることもお話ししてきました。動脈硬化によって心臓病、脳卒中が起こりやすくなるのです。これらだけで日本人の死因の約三分の一を占めますので、高血圧、脂質異常症、糖尿病は大変恐ろしいものだということがおわかりでしょう。

また、これらの病気は単独で起こることももちろんありますが、二つまたは三つが併発することも多いものです。特に、併発した場合は動脈硬化を起こす確率が跳ね上がりますから、どれかひとつの病気を治療すればよいというより、すべてをまとめて予防・治療するという総合的な考え方が重要なのです。

メタボリックシンドロームとは

メタボリックシンドローム（通称「メタボ」）とは、脂肪がどんどん蓄積していくこと（肥満）によって起こります。肥満のうちでも、皮下脂肪が増える「皮下脂肪型肥満」は実はあまり関係がなく、おなかすなわち内臓に脂肪がたまる「**内臓脂肪型肥満**（内臓脂肪蓄積）」が重視されています。

この脂肪の蓄積は、内臓ですから外からは直視できません。その代わりにこれを知る方法として、ウエストの測定を行います。「メタボリックシンドロームの診断基準」では、腹部ウエスト周囲径が男性は八五cm以上、女性は九〇cm以上をカウントします。女性が男性よりも平均して小柄なのに、なぜウエストでは女性のほうの基準値が大きいのかについては、女性は腹部に皮下脂肪もつきやすいために、これを勘案しているわけです。

これに、血圧・血糖値・血中脂肪の測定数値が基準を上まわった場合に、次の表のような基準で診断することになっています。単なる肥満、もしくはおなかが出ているというだけでは、メタボリックシンドロームにあてはまらないのです。

メタボリックシンドロームの診断基準
腹部ウエスト周囲径
男性……八五cm以上、女性……九〇cm以上
加えて、以下の項目のうち二つ以上があてはまる場合、メタボリックシンドロームと診断する。

一、脂質異常
　血中中性脂肪高値（一五〇mg/dℓ以上）かつ／またはＨＤＬコレステロール低値（四〇mg/dℓ未満）
二、血圧高値
　収縮期血圧高値（一三〇mmHg以上）かつ／または拡張期血圧高値（八五mmHg以上）
三、血糖高値
　空腹時血糖値高値（一一〇mg/dℓ以上）

この定義をみて「おや?」と思われた人もおられるでしょう。第二章であれほど問題にしたＬＤＬコレステロール（ＬＤＬ－Ｃ）についての記述が見あたらないからです。確かにＬＤＬ－Ｃは基準の判断には用いられません。内臓脂肪に蓄積されるのは中性脂肪であって、ＬＤＬ－Ｃそのものは直接関係がないからです。しかし、ＬＤＬ－Ｃはこれ自体が直接、動脈硬化を引き起こしますので、いわばメタボと無関係な動脈硬化促進因子と言えます。

コラム　肥満とお相撲さん

そもそも肥満とは何でしょうか。太っていることです。しかし、どの程度太っていれば肥満と言えるのでしょうか。

それを数値化して決めようというのが、ボディマスインデックス(Body Mass Index＝ＢＭＩ)を用いた方法です。ＢＭＩの計算式は簡単で、

体重（kg）÷身長（m）÷身長（m）

です。身長を㎝ではなくmで計算するところを間違えないでください。たとえば、身長一七二㎝、体重六四kgの人のＢＭＩは、六四kg÷一・七二㎡＝二一・六となります。

ＢＭＩは二二が標準で、

～一八・五	低体重
一八・五～二五・〇	標準
二五・〇～三〇・〇	肥満（一度）
三〇・〇～三五・〇	肥満（二度）
三五・〇～四〇・〇	肥満（三度）
四〇・〇～	肥満（四度）

となっています。

さて、肥満の定義がわかったところで、身のまわりには肥満している人、太っている人をちらほ

らみかけますが、その代表とも言えるのは何と言っても力士でしょう。〝お相撲さんは太っている〟ものです。その力士のBMIはどれくらいあるのでしょう。

横綱・日馬富士関　身長一八六・〇㎝　体重一三七・〇kg→BMI＝三九・六
横綱・鶴竜関　身長一八六・〇㎝　体重一五五・〇kg→BMI＝四四・八
横綱・白鵬関　身長一九二・〇㎝　体重一五五・〇kg→BMI＝四二・〇

となり、三横綱ともほぼ肥満（四度）です。

　しかし、力士はその名の通り、筋力がずば抜けています。筋肉の量がきわめて多いのです。したがって脂肪の量は意外と少ないのだろうと想像できます。ある報告によると、一九九九年のデータですが、力士の平均体重は一一七・一kgで、平均BMIは三六・五、平均体脂肪率は二六・二％となっており、同年代の一般人の平均体脂肪率（一七～二一％）とくらべても、それほど高いわけではありません。ちなみに、普通の肥満者の体脂肪率は三〇％を超えていることが多いです。やはり力士の体重を押し上げているのは筋肉であることがわかります。日馬富士関や白鵬関の体脂肪率は二〇％程度、名横綱だった千代の富士関はわずか一〇％ほどしかなかった、という話も耳にしたことがあります。

　さらに、昔の力士といまの力士とは若干様子が違います。昔の力士は「アンコ型」と言って、おなかが突き出た肥満だったのですが、いまの力士は「ソップ型」と言って、胸や腕に筋肉がもりもりとついた肥満です。もともと、力士の脂肪は大部分が皮下脂肪で、実は内臓脂肪が少ないと言われているのです。もっとも、力士の内臓脂肪比率については確固たるデータを入手できてはいないのですが、力士はアスリート、運動選手ですし、本場所以外に、毎日ものすごい量の稽古をこなしているのですから、さもありなんというわけです。

内臓脂肪がたまるとなぜよくないのか

内臓脂肪は、内臓にただ脂がつくのではありません。内臓脂肪は脂肪細胞という細胞に蓄えられるのです。脂肪細胞を顕微鏡でみると、一個の細胞のほとんどが脂肪滴でパンパンになっているのがわかります。さて、この脂肪細胞ですが、脂肪を蓄えたり放出したりするだけではありません。ほかにも重要な役割を担っていることがだんだんと証明されてきています。

まずは、脂肪細胞は高血圧にも関与しています。脂肪細胞は**レプチン**というホルモンを分泌します。レプチンは脳に働いて食欲を抑制する作用があります。肥満になると、レプチンがどんどん分泌されて、食べるのを抑えようとしますが、それと同時に交感神経を緊張させます。これで脂肪組織における脂肪の燃焼を増やそうとしているわけですが、交感神経は血圧を上げる作用もありますから、高血圧を助長してしまうのです。脂肪細胞はアンジオテンシノーゲンも分泌しますが、これも血圧を上げるホルモンです。以上から、肥満になると高血圧になりやすくなることがわかります。

脂肪細胞は糖尿病にも関わっています。肥満になると、脂肪細胞は**アディポネクチン**というホルモンを分泌しなくなります。アディポネクチンは主に筋肉細胞に働き、インスリンの血中のブドウ糖を取り込ませる作用を増強させるので、インスリン感受性を上げる物質として知られています。これが減ると、すなわち筋肉細胞のインスリン感受性が下がり、血中のブドウ糖を取り込まなくなり、高血糖状態が続き、糖尿病の発症もしくは悪化につながるのです。

以上はわずかな例を挙げただけですが、肥満と高血圧・糖尿病のつながりが理解できると思います。

さて、肥満になると脂肪細胞は「炎症性サイトカイン」の一種であるＴＮＦ－α（腫瘍壊死因子＝Tumor Necrosis Factor）という物質を分泌することも知られています。これは文字通り炎症を身体の各所に引き起こします。すなわち、動脈にも炎症を起こし、動脈硬化を進行させるのです。ＴＮＦ－αは脂肪細胞や肝細胞で脂肪酸をつくらせて放出することも知られており、その結果として血中中性脂肪（コレステロールではありません）が増加します。

以上により、内臓脂肪増加→高血圧・糖尿病・脂質異常症→動脈硬化と進むことがわかりました。

内臓脂肪をコントロールし、メタボを解消

このように、高血圧・糖尿病・脂質異常症の原因となり、ひいては動脈硬化を引き起こす恐ろしい内臓脂肪は、実は皮下脂肪にくらべて落としやすい脂肪だと言われています。食べすぎないこと、間食を避けること、それに適切な運動をすることで改善できます。漢方薬もこの補助として作用しますが、漢方薬を飲んでいればメタボが治る、メタボにならないというわけでは決してありません。

さて、こういう状態が改善できない場合、動脈硬化が進み、次なる病気へと発展していきます。その代表が狭心症・心筋梗塞、脳梗塞などの臓器の病気です。いずれも動脈硬化をベースとしていることが多いのが共通点で、その段階まで進んでしまうと、漢方治療が主になることはまず「ない」と言っていいでしょう。その手前で予防するのが賢いやり方です。

では不幸にも狭心症・心筋梗塞、脳梗塞などになってしまった場合、漢方の出番はゼロなのでしょうか。以降の章ではこのあたりのお話も交えながら、展開していきます。

第四章　狭心症・心筋梗塞の漢方内科治療

狭心症・心筋梗塞とはどういう病気か

狭心症、心筋梗塞という病気はよく耳にする心臓の代表的な病気です。特に心筋梗塞は現代人の死因の上位にランクされ続けており、私たちの命を突然奪う可能性の高い怖い病気です。治療では一刻を争いますから、漢方の出番はまずないでしょう。

しかし、これらの病気は、よくない生活習慣の結果だということもよく知られていますので、普段からよい生活習慣を心がけて、予防することがある程度可能でもあり、この予防の段階で漢方をうまく取り入れるとよいとも考えます。

心臓のつくり

心臓は「筋肉でできた袋」のようなもので、脳から伸びてきた自律神経（特に迷走神経）の制御を受けながら、適量の血液を全身へ送り出すポンプの役割をしている大切な臓器です。

心臓には部屋が四つあります。

①全身から静脈（上大静脈・下大静脈）に乗って戻ってきた血液をポンプが拡張するときに「右心房（うしんぼう）」へと吸い取るように受け入れ、ポンプが収縮するときには「右心室（うしんしつ）」へ三尖弁（さんせんべん）という弁を隔てて血液を送り込みます。

②さらに右心室から、心臓がポンプのように収縮するときに、肺動脈弁という弁を隔てて「肺動脈」へと血液を送り、そのまま肺へ送り込みます。弁がそれぞれについているのは、血液を送り出すときに逆流しないようにするためです。

③さらに、肺で酸素を十分に含んできれいになった血液は、「肺静脈」の中を通って心臓の「左心房（さしんぼう）」へと戻ってきます。ポンプが拡張するときに「左心房」が吸い取るように受け入れた血液は、ポンプが収縮するときに「左心室（さしんしつ）」へ、僧房弁（そうぼうべん）という弁を隔てて送り込まれます。

④さらに血液は左心室から、ポンプが収縮するときに大動脈弁という弁を隔てて「大動脈」へと送りこまれ、そのまま全身へ送り出されます。

このように、心臓は収縮・拡張を繰り返し、弁の働きと連動して、血液ポンプの働きをしています。当然ですが、筋肉（心筋と言う）でできているポンプが動くためにはエネルギーと酸素が必要です。それを心筋へ供給するのが冠状動脈（冠動脈）です。冠動脈は大動脈の根元から出ている太さ数ミリくらいの細いゴム管のような動脈ですが、心臓全体に巻きつくように伸びて、心臓から押し出されたばかりの血液が心筋自体を養っているのです。

狭心症・心筋梗塞の現代医学的メカニズム

脂質異常症や糖尿病のところでお話ししたように、高血圧・脂質異常症・肥満・糖尿病などは**動脈硬化**を起こします。冠動脈も例外ではありません。冠動脈に動脈硬化が起こると、動脈の内腔が狭くなり、通る血液量も減ります。この状態で運動などを行うと、心筋はさらに大量の血液をほしがりますから、本来は冠動脈を通る血流は増えます。しかし、動脈硬化を起こした冠動脈には心臓がほしがるだけの血液は通れません。その結果、心筋への血液供給量が一時的に需要量を下まわると、心筋は酸欠およびエネルギー不足になり、動きが悪くなります。これが**狭心症**です。このときに、心筋に痛みが起こり、その痛みは胸からみぞおち、顎にかけて走りますが、だいたい一〇分前後で落ち着き、もとに戻ります。これを**安定狭心症**と言うことがあります。

なお、冠動脈は、寒さや喫煙などによってそれ自体が痙攣（けいれん）（冠攣縮（かんれんしゅく））することで、動脈硬化がなくても内腔が一時的につぶれて、血流が途絶えることもあります。これは**冠攣縮性狭心症**（異型（いけい）狭心症）と呼ばれるもので、決して少なくありません。これに対し、先に述べた運動によって悪化するタイプは**労作性（ろうさせい）狭心症**とも言います。

狭心症は、いずれの原因によるものであっても、心筋の一時的な血流供給不足にすぎません。労作性狭心症は運動をやめれば血流の需要は減りますので、症状も治まります。冠攣縮性狭心症も、原因さえ解除されればもとに戻ります。いずれの場合も心筋はまたもとのように動き出します。

しかし、動脈硬化は特に治療をしなければ進行しますので、冠動脈内腔はどんどん狭くなり、狭心症も進行してしまいます。安定狭心症はそのうちに徐々に頻度が増え、症状もきつくなっていきます（**不安定狭心症**）。そういう状態でちょっと動いただけで、心筋への血流供給量が限界以下になったらどうなるでしょう。あるいは、冠動脈の内腔に動脈硬化が起こって進展すると、そこに「傷」ができ、血液中の血小板が引っかかって血栓（血の塊）ができやすくなります。これが突然剥（は）がれると、冠動脈内をそこより細くなっているところまで飛んで、詰まります。血栓が小さければ自然に溶けることもありますが、もし溶けなければ、詰まった場所より末梢のほうの血流がいきなり遮断されますから、心筋の細胞は死んでしまいます（壊死）。もとには戻りません。これが**心筋梗塞**です。狭心症よりも激しい激痛が胸から肩や背中、首などへ走り、冷や汗、吐き気、呼吸困難感などを伴い、三〇分以上続くのが特徴です[*1]。

こうなると心臓のポンプとしての働きができなくなります。これが**急性心不全**です。急性心不全を起こすと全身へ行く血流は減ってしまい、全身が酸欠になり、命に危険が及びます。あるいは、壊死した部分はもろいので、そこから心臓が破裂することもあります。急性心筋梗塞による死亡は現在でも五％程度ありますので、大変危険な病気です。狭心症・心筋梗塞は全死亡原因の二位である「心疾患」の、恐らく大部分を占める重大な病気です。しかも、急性心筋梗塞の中には狭心症を経ずに突然発症するもの、また発症しても痛みが起こらないものなどもありますので（特に高齢者に多い）、本当に注意が必要です。

＊1　不安定狭心症・心筋梗塞は冠動脈に起こる一連の病気で、ただちに命に関わるものですから、よく「急性冠症候群」と一括して扱います。

狭心症・心筋梗塞の診断

上記のような症状があれば疑わしい、ということになりますから、まず心電図やレントゲン写真を撮ります。さらに心エコー検査、運動負荷心電図、心臓ＭＲＩ、冠動脈ＣＴなどを行います。必要に応じて冠動脈にカテーテルという細い専用の管を挿入し、造影剤や検査薬を注入してＸ線撮影をしたり（冠動脈造影）、カテーテルを介した冠動脈内超音波検査、血管内視鏡検査などを行ったりします。心筋壊死が疑われる場合には心筋シンチグラムも行います。ほかに補助診断として血液検査も行います。以上は漢方とは直接関係がありませんので、本書では説明を割愛します。

狭心症・心筋梗塞の一般的治療

本章の冒頭でもお話ししたように、狭心症、心筋梗塞はまず現代医学による治療を行います。これまでみてきた高血圧、脂質異常症、糖尿病と同様に生活習慣を整えることも大事ですが、薬物治療から開始することがほとんどです。

①薬によるもの

主に冠動脈を拡張させることで血流を改善する薬、血栓を溶かしたりできにくくする薬などが用いられます。

✤硝酸薬

特に「ニトログリセリン」が古くから狭心症の治療や予防に用いられています。血管を広げる作用があり、冠動脈に働けば狭心症の症状は緩和されます。舌下錠（舐める薬）、口腔内スプレー、内服薬、貼布薬（経皮吸収型）、注射薬などいろいろな形態のものがあります。冠動脈以外の血管も拡張するので、頭痛や低血圧なども起こりえます。

✤カルシウム拮抗薬

硝酸薬と別のメカニズムで血管を広げる作用があり、冠動脈に働けば狭心症の症状は緩和されます。主に冠動脈以外の血管も拡張するので、頭痛や低血圧なども起こりえます。内服薬が主流で、降圧剤としても用いられるものが多いです。

✤β遮断薬

交感神経は、末端からノルアドレナリンを分泌し、これが心筋の受容体に結合して作用し、心臓の働きを上げます。ここをブロックするβ遮断薬は、労作狭心症や心筋梗塞のときの心筋の働きすぎを抑え、心筋の酸素の消費量を抑えることで、結果的に心筋が酸欠になって壊死するのを防いでくれます。これも内服薬が主流で、降圧剤としても用いられるものが多いです。

✤抗血栓薬

先にお話ししたように、冠動脈内で血小板が集まり凝固して血栓をつくると、心筋梗塞になる危険性が高まりますから、これを阻止する薬が有効です。血小板が凝集するのを防ぐアスピリン、クロピドグレル、プラスグレルなどの「抗血小板薬」が古くから用いられています。

✤コレステロール降下薬（スタチン）

高脂血症（脂質異常症）は動脈硬化を起こしやすいので、これを改善しておくことは心筋梗塞の予防になります。それ以外にも、コレステロール値を十分に下げると動脈硬化による冠動脈の凸凹が若干改善し、心筋梗塞のリスクを減らせることが知られています。これらの目的で「スタチン」（二〇六頁参照）を中心によく用いられるようになりました。

✤血栓溶解薬

急性心筋梗塞の際に静脈注射し、冠動脈に詰まった血栓を溶かす薬です。脳出血などの重い副作用が起きやすいことや、後述する冠動脈形成術のほうが効率よく治療できることから、使用機会が減ってきました。

②薬以外によるもの

狭心症、心筋梗塞の治療では、外科的治療（手術）も盛んに行われています。薬物治療がうまくいかない場合に検討されます。

✤血行再建術

手足の血管から挿入した**カテーテル**を、冠動脈の狭くなって詰まっている部位（病変部位）まで通し、そこで風船のようなバルーンを膨らませて冠動脈を広げる治療（経皮的冠動脈形成術）があります。あるいは病変部位に**ステント**（金属製のメッシュでできた管のようなもの）を留置して冠動脈を内側から半永久的に広げておく方法や、カテーテル先端にドリルのような器具をつけて病変部位をトンネルを掘るように削る方法（ロータブレーター）、レーザーで病変部位を焼いて溶かす方法（レーザー冠動脈形成術）があります。

冠動脈バイパス術は、身体のほかの部分から冠動脈くらいの太さの血管を取ってきて、冠動脈の病変部位を迂回（バイパス）するように新しい血管をつなげる手術です。

狭心症・心筋梗塞を漢方的にとらえるとどうなるか

狭心症・心筋梗塞に相当すると思われる記載は、『黄帝内経』にまず見出されます。『素問』厥論（けつろん）篇第四五には、「手の少陰心経が末端から冷え上がってくると、心臓とのどの引きつる痛みを生じ、身体中が熱くなり死ぬ。治すことはできない」とあり、『霊枢』厥病（けつびょう）篇第二四には、「邪気が心臓に入り込んで痛みを起こす場合、手足が末端から肘・膝まで冷え、心臓の痛みがひどくなると、朝発病したものは夕方に死に、夕方に発病したものは翌朝死ぬ」とあります。よほど重症だったことが伝わってきますね。

少し時代を下った『金匱要略（きんきようりゃく）』では、「胸痺（きょうひ）心痛短気病脈証并治第九」という章立てがあり、いくつか詳しい解説がしてあります。一部みてみましょう。

「胸痺（注：狭心症・心筋梗塞のこと）にかかり、喘息がして痰を咳とともに出し、胸から背が痛み、呼吸がしづらい……場合は、栝楼薤白白酒湯（かろうがいはくはくしゅとう）がよい」

「胸痺にかかり、心臓の痛みが背中に抜ける場合は、栝楼薤白半夏湯（かろうがいはくはんげとう）がよい」

「胸痺にかかり、胸がつかえ、横隔膜の下から心臓を搶で突かれるような痛みがある場合、枳実薤白桂枝湯（きじつがいはくけいしとう）がよい。人参湯（にんじんとう）がよい場合もある」

「胸痺にかかり、胸がふさがり、呼吸がしづらい場合は、茯苓杏仁甘草湯（ぶくりょうきょうにんかんぞうとう）がよい。橘枳姜湯（きっききょうとう）がよい場合もある」

「胸痺にかかり、症状に緩急の波がある場合は、薏苡附子散（よくいぶしさん）がよい」

「心臓の痛みが背中に抜け、背中の痛みが心臓に抜ける場合は、烏頭赤石脂丸（うずしゃくせきしがん）がよい」

いずれも、狭心症・心筋梗塞の様子をよく表しており、当時の治療法も添えてあります。よく出てくる「薤白（がいはく）」というのはいわゆるラッキョウで、現在食べるときは甘酢に浸けたりしますが、漢方では乾燥させたものを煎じて用います。胸痺の特効薬のような扱いです。

狭心症・心筋梗塞の「証」――漢方的パターン分類と治療法

漢方では（特に中医学では）狭心症・心筋梗塞はそれぞれ心絞痛・胸痺などと呼ばれます。心絞痛は、心臓が絞られるように痛むという表現ですね。胸痺とは、胸に痺証があるということですが、痺証というのは気・血が通じなくて痛みが出たり動かなくなったりする現象のことですから、まさに心筋梗塞にぴったりの表現です。

気・血が通じなくなる原因として、気滞または気虚による直接的なもの、瘀血・痰濁による二次的なものが挙げられます。瘀血・痰濁をきたすようなものはすべて心絞痛・胸痺の遠因となります。代表的なものとして、瘀血の場合は打撲、極端な寒冷、喫煙など、痰濁は食滞、運動不足など、これまでにすでに出てきたものばかりです。

狭心症・心筋梗塞およびそれに準ずるもので保険適用になっている漢方薬はありません。この分野ではやはり、現代の循環器科的な治療が強く推奨されるからです。現代的治療法がどうしても使えないケースというのは、いまの日本ではちょっと考えにくいのですが、「どうしても現代の治療はいやだ」という人や、「現代の治療だけでは心もとない」という人のために、あるいは将来的には現代的治療が受けられずに漢方が浮上してくる（？）というときくらいでしょう。

もちろん、狭心症・心筋梗塞の原因が気滞または気虚、瘀血・痰濁による二次的な気滞であれば、それらが発生しないように予防することは、漢方でもできるかもしれません。それは現代医学でも同じことで、動脈硬化から発展する狭心症・心筋梗塞の予防のためには、高血圧・脂質異常症・肥満・糖尿病など動脈硬化の原因となる病気をしっかり治療しておくこと、ならびにこれらを予防することが大切なのです。その方法はすでにお話しした通りですので、各章に戻って再読してみてください。

以上により、本章はこれまでの章の「総まとめ」としての意味も持つことになります。

狭心症・心筋梗塞の治療実例

さて、現代医学を最優先とすべき狭心症・心筋梗塞を漢方で治療するというのは、いったいどのようなものでしょうか。少しお話ししてみましょう。なお、ここでも患者さんの情報は、プライバシーに配慮し、医学的意義を損なわない程度に改変してあります。

症例9　(Iさん)

七一歳、男性。無職。問診票によると、元来血中コレステロール値が高く、スタチン（一〇六頁参照）の内服を行ってきました。しかし、五年前から突然心臓が絞られるような痛みを感じるようになり、ときに背中へも放散するような痛みであったため、内科を受診したところ狭心症と診断され、硝酸薬やカルシウム拮抗薬の内服を受けてきました。二年前に、不安定狭心症に移行してきて発作が頻繁に起こるようになったため、循環器内科で心臓の精密検査を受け、左冠動脈の閉塞が確認されました。続いて経皮的冠動脈形成術を受け、病変部位にステントが留置されました。しかし昨年、術後の定期検診にて同じ部位が再度狭窄してきたことが判明し、狭心症の再発が危ぶまれたために再び経皮的冠動脈形成術を受け、病変部位に薬剤溶出性ステントが留置されています。これ以上進行しては困るということで、漢方にも頼ってみようと思い、受診されました。

身長一七四cm、体重七〇kg、中肉中背の体格の人です。血圧は一〇六／六二mmHgと異常がありません。

患「先生、漢方では無理かもしれませんが、よろしくお願いします」

医「こんにちは。Ｉさんは、狭心症の再発を防ぐために、お薬をいくつか飲んでおられるようですが、循環器科の先生は漢方治療に何とおっしゃっていますか」

患「はい、漢方薬は飲んでもいいと言われました」

医「漢方でお手伝いできるといいのですが」

患「漢方だけでは無理ですか。また心カテを受けるのはいやです。本当はもう現代医学はやめたいんですよ」

医「つらいでしょうね。でも、漢方の効果はそれにくらべるとまだまだ一定した評価が得られていませんから、やはり基本は現代医学でしょうね。もちろん、できるだけのサポートはしますよ」

重度の心臓病やがんなどの病気にかかっている人にとって、現代医学的薬、現代医学的治療の継続が「命綱」です。そのような人の中には現代医学的治療そのもののつらさやはかばかしくない経過から、中には現代医学的治療に見切りをつけて漢方にすがってくる人も少なくありません。気持ちは重々わかります。私は必ず「漢方はファーストではない」ことを繰り返し説明し、それと同時に、主治医が漢方治療についてどう言っているか、あるいはそもそも主治医に内緒で漢方治療に来ていないかどうかを聞くことにしています。漢方が現代医学的治療の邪魔をするケースは少ないと思いますが、現代医学の主治医が「アンチ漢方」だったりすると、患者さんは「命綱」をみずから放り出して漢方に専念してしまうことがままあります。それは危険だからです。

漢方とは、現代医学にくらべてそんなに頼りないのか、という意見もあるでしょうが、漢方に精通しているはずの漢方医が上述のような病気になった場合、私の知る限りほぼ皆さんが現代医学的治療を受けていることを考えれば、十分実情がわかるでしょう。

さてIさんは、問診によれば、狭心症の発作は冬に多かったそうで、冷や汗が出ていたそうです。疲れやすい、寒がりで特に腰から足にかけて冷える、睡眠が浅い、食欲は普通、尿は一日七回、色は薄い黄色で、夜中にトイレに二回起きる、便秘はなし。飲酒は毎日ビール一本程度、喫煙は二〇本程度を四〇年続け、狭心症になってから禁煙したそうです。また、発作が起こった五年前には体重は八〇kgほどあったのですが、ダイエットして現在の七〇kgまで落としたそうです。

脈は沈弦で特に尺弱、舌質は全体に紫暗で瘀斑[*2]があり（図31）、舌苔薄白。舌下静脈は黒く怒張しています。また腹診では、腹筋は普通に発達していてへその左右に圧痛があります。

✤Iさんの証を検討する

漢方ではお手上げのような場面でも、あきらめずに、しっかり証をとってみましょう。

✤気血の異常はあるか

現代医学の病名がすでに狭心症とついており、冠動脈の狭窄があるので、これだけでもほぼ瘀血証と考えることができます。舌証や腹証がこれを支持します。しかも、発作が寒い時期に頻発していることから、寒冷がよくないこと、普段から寒がりなので、寒証であることがわかります。漢方では、血は寒に遭うと凝滞する（血寒(けっかん)）と言われており、これが瘀血をつくったのでしょうか。しかし、もともとはコレステロールによる動脈硬化と肥満が原因だったのでしょうから、その時点では食積・痰濁などが証としてとらえられていた可能性が高いです。ただし現

＊2　瘀斑とは、舌にできる赤黒い点、またはしみのようなもので、瘀血のときによくみられます。

図31

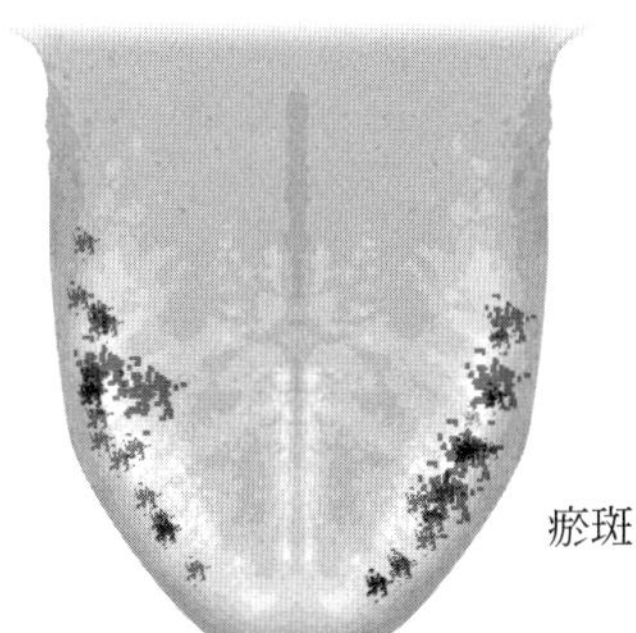

在はスタチンの内服と適度な体重を維持することで、この方面はあまり心配しなくてよいものと思われます。

また、漢方には「気通じざればすなわち痛む」という考えがあります。狭心痛は瘀血が心の気の流れを邪魔して起こるとも考えられますから、局所的に気滞が起こっているでしょう。気滞により瘀血が生じることもありますが、これは慢性的な心理ストレスが続いているような場合に起こる現象です。Ｉさんの場合は、寒さ、高脂血症、たばこなどが原因となってまず瘀血ができ、気滞が引き起こされたものと思われます。

✤「心」の異常

臓腑で言えば、「心」に異常があることは明らかです。漢方的「心」の作用は、血流ポンプとして血を全身へ運び届ける以外に、意識を正常に保ち味覚と音声を調節するのでしたが、Ｉさんの場合は前者のみに異常がみられたことになります。

✤狭心症・心筋梗塞の診断と治療

以上により、Ｉさんに対しては、すでに起こったことについては現代医学的な対応に任せ、血寒による瘀血生成が今後もありうる状態ですから、漢方ではこの抑制を行うことになります。また、普段から冷えないようにしておく必要があります。食積・痰濁などは、現在はスタチンの内服と適度な体重の維持管理がなされているので、この方面はあまり心配しなくてよいものと思われます。

そこで、気血の流れを温める「温経散寒」処方の当帰四逆加呉茱萸生姜湯をベースに、瘀血を解消する「活血化瘀」処方の血府逐瘀湯を加えて瘀血対策を万全にすることにしました。内容は当帰四g、芍薬四g、地黄三g、川芎二g、桃仁三g、牛膝三g、桂皮四g、呉茱萸二g、細辛三g、大棗四g、生姜一g、甘草一・五gです。

医　「Iさんは冷えに弱いみたいですから、まず温める治療をします。それから、血液が冠動脈に詰まらないような治療になります」

患　「お願いします」

医　「お薬ですが、煎じ薬ではじめてみましょうか。煎じるのに手間暇がかかりますが……」

患　「煎じ薬にしてください。昔もいろいろ飲んでいたので、慣れています」

四週間後。

医　「こんにちは。いかがですか」

患　「身体が暖かいです。今年の冬は楽だなあ」

医　「循環器の先生は何かおっしゃっていますか」

患　「漢方は続けてくださいとおっしゃっています」

医　「よかったですね」

患　「漢方に理解のある先生でよかったです」

その後も五年ほど通院されていますが、狭心症の症状は起こっていません。定期的に循環器内科に通う程度で、漢方薬以外に服用しているのはスタチンだけで、うまくすごせています。

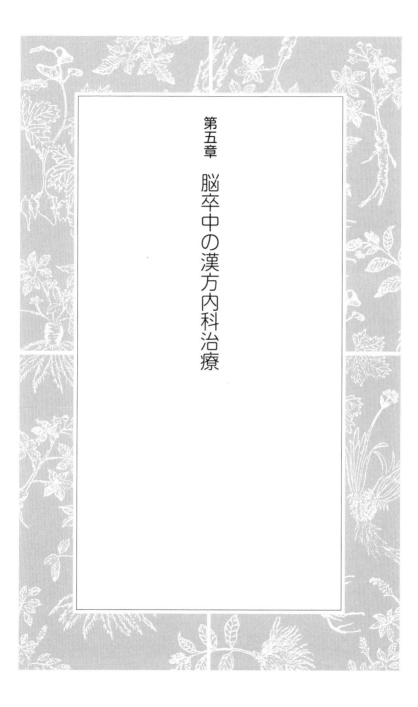

第五章　脳卒中の漢方内科治療

脳の血管

脳には、身体のほかの臓器や部位と同じく、血管が張りめぐらされています。動脈は心臓から伸びてきて、主に酸素と栄養（主にブドウ糖）を運んでくるもので、脳に入ると細かく枝分かれをしていき、脳の各部位に至ります。先へ行くほど細くなっていくのが特徴です。静脈は、動脈とほぼ同じような木の枝状の形をしていて、今度は脳の各部位から二酸化炭素や老廃物を含んだ血液を集めて、徐々に合流し、心臓へ向かって流れていきます。

さて、脳へからみつくように伸びている動脈は、ごく一部を除いて、ある箇所が詰まってしまえば、そこから下流（心臓より遠いほう）への血流が断たれてしまうという欠点があります。これが腕や脚の動脈であれば、血液は詰まった血管を迂回して流れることができるので、大きな問題になりにくいのですが、脳の場合は違います。迂回路が基本的にないのです。

心臓のところで、心臓は血液ポンプだと述べました。心停止が起こると、身体各所への血流が途絶えるのですが、最初にダメージを受けるのは脳だと言われています。脳は全身の血流の一五％程度を必要とする臓器で、酸欠に特に弱いものですから、わずか数分間でも血流が途絶えれば、脳の神経細胞は死滅しはじめるのです。また、脳は全身でエネルギー源として消費するブドウ糖の二割を使うと言われており、血流に乗って運ばれてくるブドウ糖が途絶えれば、やはり危険です。ブドウ糖がエネルギーに代わるために酸素を必要としますから、酸素もブドウ糖も両方が一度に供給停止となると、大変なことになるのです。

脳卒中とはどういう病気か

脳卒中というのはあまり最近では使われない言葉ですが、脳血管が急に詰まったり破裂したりして、脳が「いきなりガーンとやられた」ように、麻痺や意識消失などの症状が急激に出現する「一群の病気」のことを意味しています。最近では、「脳血管障害」と呼ばれることのほうが多いですね。

脳卒中・脳血管障害は大きく「脳梗塞」と「頭蓋内出血」とに分かれます。要は「血管が詰まる」ものと「血管から出血する」ものに大別できます。

⑴脳梗塞

脳梗塞はさらに二種類に分かれます。

①脳血栓症……脳血管が動脈硬化を起こし、そこに血栓ができて詰まるもの

②脳塞栓症……「何か」が脳以外のところから運ばれてきて、脳血管に詰まるもの

そして脳血栓症には二種類あり、脳表面の太い動脈が詰まるアテローム血栓性脳梗塞と、ここから枝分かれして脳の奥へ伸びる細い動脈が詰まるラクナ梗塞があります。脳塞栓症はほとんどが心臓（特に左心房）でできた血栓が運ばれてきて脳動脈が詰まるもの（心原性脳塞栓症）です。

⑴①ⓐラクナ梗塞

脳梗塞全体の約四割がこれです。高血圧が主な原因です。脳の細い動脈（太さ一㎜以下）に長期間圧がかかり続けると、徐々に動脈硬化を起こします。やがてはそこが詰まってしまい、そこから末梢へ血液が行かなくなり、脳細胞が酸欠になって壊死してしまい、脳の深いところに梗塞ができます。梗塞の範囲は小さいので、意識もあり、命の危険も低い場合が多いです。症状もないか軽くて済むことが多い（しゃべりにくい、手足が動かしにくい、痺れるなど）のですが、よく問題になるのは、ラクナ梗塞がたとえ小さな脳梗塞でも、徐々に進行して多発してくると、壊死する脳の部分は大きく広がり、これが認知症の原因になることです。脳血管型認知症で日本人に多いものです。アルツハイマー病とは異なります。

⑴①ⓑアテローム血栓性梗塞

体内のいたるところに「マクロファージ」という細胞がいます。マクロファージは体内にたまったゴミを食べて消化してくれるので、「身体の掃除屋」とも言われています。さて、このマクロファージは我々の味方なのですが、それがあだとなることもあります。

頸動脈や脳表面にある太い動脈にコレステロールがたまると、これを除去しようと、マクロファージが集まってきます。どんどんコレステロールを取り込むのですが、多すぎて処理できなくなると、マクロファージはコレステロールを食べたまま死んでしまいます。その死骸が蓄積して固くなったものを「アテローム」と呼びます。アテロームができると、固くなりますので動脈硬化が起こります。血管内腔も狭くなります。また、アテロームには血球が引っかかりやすくなって血栓ができやすくなり、さらに血管内腔が狭くなり、そこから末梢への血流がどんどん低下していって、脳細胞が酸欠に陥り、梗塞となるものです。

以上は狭心症・心筋梗塞の起こるメカニズム（一七九頁参照）とよく似ています。アテローム血栓性梗塞は高脂血症、糖尿病、高血圧が大きな原因と言われていますから、狭心症・心筋梗塞と並んで、まさにメタボの総括のような病気です。

アテローム血栓性梗塞はラクナ梗塞と違って、結構広い範囲に梗塞を起こしますから、手足の麻痺、しびれや感覚の脱落および消失のほか、思考や判断力を司る部分に起これば、言葉が出てこない（失語症）、みたものが何であるかわからない（失認）など、これらの能力が失われることもあります。脳梗塞全体の約三割を占めます。

(1)②ⓐ心原性脳塞栓症

心臓病には本書で取り上げた狭心症・心筋梗塞以外にもたくさんあります。病気は何でもそうですが、その臓器そのものが病む場合と、二次的にほかの臓器が病む場合とがあります。狭心症・心筋梗塞、心房細動（しんぼうさいどう）（心臓が痙攣する病気のひとつ）、弁膜症（心臓にある弁のいずれかの働きが低下する病気）などがあると、心臓の内腔で血流の悪いところが生じやすくなり、血栓ができやすくなります。こうしてできた血栓は、じっとしていればよいのですが、心筋や弁の動きは激しいので、これによって剝がれてしまうことがあります。血栓が脳に運ばれて脳動脈をいきなりふさぐと、その瞬間に脳機能が突然ダウンしてしまうのです。

心原性脳塞栓症は脳梗塞の中の約二割を占めますが、突然発症するのと、大きな血栓が飛べばそれだけ太い血管を閉塞しますので、広い範囲が梗塞を起こしますから、症状もそれだけひどくなります。

⑴②ⓑその他の脳塞栓症
身体の各所にできた腫瘍がちぎれて、脳の動脈に飛んできて塞栓となる場合があります（腫瘍塞栓）。あるいは、潜水中に急浮上して、血液中に空気の泡が生じ、これが脳の動脈に飛んできて塞栓となる場合（空気塞栓）、動脈にカテーテルを挿入して検査や治療をしているときに、アテロームなどが砕かれて脳へ飛んでいき塞栓となる場合（脂肪塞栓）などもあります。ただしまれです。

⑵頭蓋内出血

①脳出血……脳の中の細い動脈が破れて出血するもの。
高血圧がずっと続くと、脳動脈の壁に高い圧力がかかり続けるのですが、健康な血管は弾力があるため、伸び縮みすることでこの圧を吸収します。しかし、ある段階を超えると、血管は突如として圧に耐えられなくなって、破れて出血を起こします。これが脳の奥で起こると脳出血となります。

高血圧以外にも、脳血管の奇形、外傷、血液凝固を抑える薬の過量内服などによっても起こります。

脳出血が起こると、頭をガーンと殴られたような痛み、突然の嘔吐などが起きます。出血の部位によって症状は異なりますが、上下肢の左右片方が突如動かなくなったり（片麻痺(へんまひ)）、ひどい場合には意識が消失します。

②くも膜下出血……脳動脈の壁に「袋」状のものができて、風船のように膨らみ、破裂して出血するもの。

脳動脈の壁は、先にお話ししたように弾力を持っています。ところが、先天的にそれが弱い人がいます。また、動脈が枝分かれするところは弾力が落ちます。この人が高血圧になると、血管全体にかかるべき圧力は、その弾力が弱い部分に集中的にかかることになります。そうすると、その部分の壁は圧に負けて、徐々に血管の外側へ膨らんでいきます。これが動脈瘤(どうみゃくりゅう)です。動脈瘤は徐々に大きくなっていき、ある程度に達すると圧に耐えられなくなって破れてしまいます（脳動脈瘤破裂）。このときに漏れ出てきた血液は、脳の表面にあるくも膜と脳との間（くも膜下腔）にたまるので、くも膜下出血と呼ばれます。

くも膜下出血は突如起こります。かつて経験したことのない「人生最悪の」頭痛、突発する嘔吐などが起こり、意識を消失します。ひどい場合には命に危険があります。脳血管疾患は全死亡原因の四位であり、脳卒中はその大部分を占めると思われる重大な病気です。

脳卒中の診断

症状として、手足の麻痺、しびれ、意識消失、激しい頭痛、突発性嘔吐などがあって脳卒中が疑われる場合に、ＣＴ（Computed Tomography＝コンピュータ断層診断）やＭＲＩ（Magnetic Resonance Imaging＝磁気共鳴画像診断）を行い、みつかることが多いです。あるいは、軽いものや小さいものは、ほかの病気の検査に付随して行ったＣＴやＭＲＩで、あるいは人間ドックなどでたまたま発見されるものもあります。逆に、発症直後だとみつからない場合もあります。

ＣＴはＸ線を使い、頭部のレントゲン写真を角度を変えてたくさん撮るようなイメージの検査です。これで得られた写真をコンピュータで再構成し、頭を「輪切り」にしたような画像にして、脳のどこにどのような梗塞や出血があるのかをみることができる検査です。ＭＲＩは、Ｘ線を使わずに、代わりに身体に磁気をあてることで、ＣＴのような画像を得ることができます。ＭＲＩの応用でＭＲアンギオというものがあります。これは脳動脈の走行をみるもので、血管の破裂や拡張および狭窄、動脈瘤などをみることができます。さらに細かい血管の異常をみつけるためには脳血管造影検査を行います。動脈カテーテルを手や腿から挿入し、検査目的とする脳血管まで押し進め、そこで造影剤を注入します。

よく、「放射線被曝があるＣＴよりも、被曝がないＭＲＩが優れている」と言う人がいますが、これは間違いです。病気の性質や発症からの時間、および検査のスピードなどによってそれぞれ長所・短所があり、専門家の判断に任せるのがよいでしょう。そもそもＭＲＩは大変高価な器械でもあり、設置してあるところはそんなに多くはありません。

さらに、脳血流ＳＰＥＣＴ・ＰＥＴでは、実際の脳血流量をみて、梗塞を起こしている部分がどれくらい機能しているのかをみることができます。いずれも放射性同位元素を注射して、その脳への集まり具合を調べるものですが、ごく一部の施設にしかない検査装置です。

脳卒中そのものの診断に用いるわけではありませんが、脳塞栓がどこから来たのかを探るために、頚動脈超音波検査・経頭蓋超音波検査を行って頚動脈や脳の表面の動脈の様子をみたり、心臓超音波検査・経食道心臓超音波検査で心臓内の血栓の有無、弁の動きの異常の有無などを観察したりすることも有用です。

脳卒中の一般的治療――発症時

脳卒中による脳細胞へのダメージは、時間を追うごとにどんどん進んでいきますから、治療は一刻を争います。また、患者さんの命に非常に危険が迫っており、全身状態も悪く意識もない場合も多いので、手術にならない場合であっても常に厳重に全身の管理が行われます。

①脳梗塞

脳梗塞発症後四・五時間以内であれば、**経静脈血栓溶解療法（ｔ－ＰＡ治療）**を行うことが多いです。現在、最も有効と言われている治療法で、ｔ－ＰＡ（組織型プラスミノーゲンアクチベータ）という薬を点滴で静脈から投与します。四・五時間という時間がポイントで、これをすぎるとこの治療の効果があまり期待できなくなります。とにかく専門医療機関に至急たどり着くことがその後を大きく左右します。

t－PAが使えない場合や効果がなかった場合、脳梗塞発症後四・五時間をすぎていた場合などには、血管にカテーテルを挿入して詰まった血栓を削り取って除く**血管内治療（カテーテル治療）**を行います。いくつかの装置・器具が開発されています。

②脳出血

出血を起こした脳は、むくみます（脳浮腫）。これは危険な状態です。頭蓋骨の容積は変わらないのに脳が腫れて大きくなると、脳の底の部分（延髄）が圧迫されます。ここには呼吸中枢をはじめ、生命維持に必要な神経細胞が集まっていますから、脳浮腫がひどくなると、これらの神経細胞が圧迫されて死滅し、即死することもあります。また、脳が硬膜の仕切りを超えて反対側へ飛び出してしまう脳ヘルニアを起こすこともあります。この場合も、圧迫される神経細胞は死滅しますので、その部分が担っている機能が欠落し、麻痺や記憶障害などが出てきます。

したがって、脳浮腫の軽減が最優先されます。グリセロールやマンニトールなどの薬が点滴で静脈から投与されます。脳浮腫対策は脳梗塞でも行われます。漢方薬の**五苓散**が用いられることもあります。

高血圧の場合は、血圧を安定させてこれ以上出血させないために、降圧薬を用います。これも点滴で静脈から投与されます。

出血した部位によっては、脳神経外科的に血液の塊（血腫）を除去することがあります。

③くも膜下出血

発症時には、脳浮腫対策をはじめ、全身状態の安定に努めるのみです。

脳動脈は、出血を抑えるために自動的に収縮し止血します。しかし、これでは再発は避けられませんので、治療は主に再発防止のために手術が行われます。主に二つの方法があります。

開頭手術では、文字通り頭皮を切って頭蓋骨を開け、出血源である脳動脈瘤の根元を外側からクリップで留めます。これが現時点で最も効果的な治療です。

血管内治療では、動脈内にカテーテルを挿入し、動脈瘤の中にコイルを詰めて充塡し、内側から動脈瘤をふさぎます。

脳卒中の一般的治療——再発予防

脳卒中は、再発が非常に多い病気です。一度発症したら、ほかの部位にも起こることが容易に予測できます。したがって、再発予防は非常に大きな意味を持ちます。

①脳梗塞

脳梗塞の再発予防とは、血栓をつくらないようにすることです。この目的で抗血小板療法、抗凝固療法が行われます。いずれも抗血小板薬（アスピリン、クロピドグレル、シロスタゾールなど）、抗凝固薬（ワルファリン、ダビガトラン、リバーロキサバン、アピキサバンなど）の内服が中心です。ワルファリンは昔から使われてきましたが、使い方が難しく、量の調整が少しでもずれると、効果がなくなったり、あるいは出血を起こしたりします。最近では、ワルファリンよりも扱いやすい「DOAC（直接作用型経口抗凝固薬）」が中心になっています。ワルファリンがビタミンKの阻害を介して凝固因子を阻害するのに対し[*1]、DOACはビタミンKとは無関係に作用することで血栓をつくりにくくする薬です。

②脳出血・くも膜下出血

高血圧の場合は降圧薬の内服を行います。高血圧の章（一五頁〜）を再度ご覧ください。

脳卒中の一般的治療——リハビリテーション

脳卒中には、何割かの確率で後遺症があります。片麻痺（へんまひ）（半身不随）やしびれなどの感覚障害、そして言葉が出てこない失語症や、ろれつがまわらない構音障害などがよくみられます。それぞれ、脳のある部分が死滅してしまい、そこが担当していた機能が消失するために起こるのですが、一度死んだ神経細胞が生え変わるのは現時点ではほとんど期待できませんので、死滅した脳の部分の働きを、残されたほかの部分で代替させようという目的で、機能回復訓練（リハビリテーション、通称「リハビリ」）が行われています。

リハビリはできるだけ早く開始すべきものです。人体の器官は、使わなくなると「不要なものである」と勝手に判断されるのか、どんどん機能低下していき、麻痺側の手足の筋肉などはやせ細り、使えなくなってしまいます。こういう状態を廃用症候群と言いますが、リハビリには廃用症候群を阻止する目的もあるのです。

しかし、最近話題のｉＰＳ細胞などを用いた再生医療の一環として、神経細胞を再生させようという研究もなされていますので、近い将来、その成果が治療に用いられるようになるかもしれません。

脳卒中を漢方的にとらえるとどうなるか

脳卒中は英語でstroke（打撃）と言いますが、漢方でも脳卒中のことを、頭に何かが「直撃した」「当たった」ものととらえていました。古い言葉では「中風（ちゅうふう）」と言いますが、「風（ふう）に当たる（中（あた）る）」ということで、漢方で言う風邪（ふうじゃ）が頭にstrokeを与えたものと考えていたようです。

＊1　ワルファリンを服用している人は、納豆などビタミンＫを含む食べ物を食べてはいけない、というのは、こういう理由からです。

脳卒中の漢方治療

脳卒中は、すでに述べたように一刻を争う重篤な病気ですから、急性期には漢方治療はなじみません。意識のない人に漢方薬を飲ませるよりも、救急車を手配し、専門病院で素早く診断と治療を受けるべきです。いまはそういう時代ですから、漢方がたとえよく効いたとしても、現代医療の前には出るべきではないというのが私の考えです。

では、漢方の出番はないのでしょうか。あるとすれば、脳卒中後のリハビリの時期に出番があると思います。先に、脳の神経細胞は死滅するともとには戻らず、周囲の神経細胞が代役を務めるようになる、そうさせる過程がリハビリだとお話ししましたが、漢方薬がこれを後押しできる可能性があります。

脳卒中後の片麻痺（半身不随）を漢方では「偏枯（へんこ）」と呼び、気が半身（健側）にしか流れていない、麻痺側（患側）には流れない、偏った流れ方をしているものととらえていました。

表7 脳卒中およびそれに準ずるものに保険適用になっている主な漢方薬の一覧表
（メーカーによって表記に若干差があります）

漢方薬名	どういう徴候・症状・体質（＝証）に用いられるか

防風通聖散	脂肪太りの体質で腹部に皮下脂肪が多く、便秘し、尿量減少するものの次の諸症に用いる……便秘、胃酸過多症、腎臓病、心臓衰弱、動脈硬化、高血圧、高血圧の随伴症状（動悸、肩こり、のぼせ）、脳溢血、これらに伴う肩こり、肥満症、むくみ。
大柴胡湯	肝臓部の圧迫感があり、またはみぞおちが硬く張って、胸や脇腹にも痛みや圧迫感があり、便秘するもの、あるいはかえって下痢するもの、耳鳴り、肩こり、疲労感、食欲減退などを伴うこともあるものの次の諸症に用いる……高血圧、動脈硬化、常習便秘、肥満症、黄疸、胆石症、胆嚢炎、胃腸病、気管支喘息、不眠症、神経衰弱、陰萎、痔疾、半身不随。
黄連解毒湯	比較的体力があり、のぼせ気味で顔色が赤く、イライラする傾向のあるものの次の諸症に用いる……鼻出血、吐血、喀血、下血、高血圧、脳溢血、血の道症、めまい、心悸亢進、不眠症、ノイローゼ、皮膚瘙痒症、胃炎、二日酔い。
真武湯	新陳代謝機能の衰退により、四肢や消化不良、腰部が冷え、疲労倦怠感が著しく、尿量減少して、下痢しやすく、動悸やめまいを伴うものの次の諸症に用いる……胃腸疾患、胃アトニー症、胃下垂症、胃腸虚弱症、慢性腸炎、慢性胃腸カタル、慢性下痢、慢性腎炎、ネフローゼ、腹膜炎、脳溢血、脊髄疾患による運動ならびに知覚麻痺、半身不随、低血圧症、高血圧症、心臓弁膜症、心不全で心悸亢進、リウマチ、老人性掻痒症、神経衰弱、感冒。
当帰芍薬散	筋肉が一体に軟弱で疲労しやすく、腰脚の冷えやすいものの次の諸症に用いる……貧血、倦怠感、更年期障害（頭重、頭痛、めまい、肩こり等）、月経不順、月経困難、不妊症、動悸、慢性腎炎、妊娠中の諸病（浮腫、習慣性流産、痔、腹痛）、脚気、半身不随、心臓弁膜症。
補中益気湯	消化機能が衰え、四肢倦怠感が著しい虚弱体質者の次の諸症に用いる……夏やせ、病後の体力増強、結核症、食欲不振、胃下垂、感冒、痔、脱肛、子宮下垂、陰萎、半身不随、多汗症。

脳卒中の治療実例

すでにお話しした通り、脳卒中は現代医学による治療が第一です。漢方治療は、これをいかにサポートするか、特にリハビリ期にどう役立てるのか、というのがポイントとなります。

症例10（Jさん）

六六歳、男性。会社役員。問診票によると、脳梗塞を七か月前に起こし、脳神経外科に入院して血栓溶解療法を受け、その後リハビリを行ってきたのですが、左半身の上下肢に片麻痺が残っている状態です。こういう状態に漢方薬がよいと聞いたので受診した、とあります。

身長一七三cm、体重七二kg、がっちりとした体格の人なのですが、みるからに元気がありません。顔色も青白いですし、眼に勢いもなく、気分が沈んだ感じを受けます。

血圧は一二〇／六八mmHgと基準範囲内です。

医「こんにちは。Jさんはもともと血圧はいかがでしたか」

患「ドックに毎年入っているんですが、高いと言われたことはありません」

医「脳梗塞の原因については、どんな説明を受けましたか」

患「心臓に血栓があって……それが飛んで……脳に詰まったと聞きました」

医「それでいまも、再発予防のためのお薬（リバーロキサバン＝DOACの一種）を飲んでいらっしゃるんですね」

患「でも先生、全然効かないんですよ……麻痺も……全然治りませんし。だから……漢方はどうかなあ……と思って」

Jさんは少ししゃべりにくそうです。左半身の上下肢が動かしにくく、手で細かい作業もできません。また、左脚を引きずるように歩いていますが、一人で歩行は可能です。飲酒（毎日焼酎二合程度）、喫煙（毎日三〇本×三〇年間）は発病を機にやめたそうです。体重も八〇kgくらいあって肥満傾向にあったのですが、いまは七二kgまで自然に落ちたそうです。手足は左のほうが若干右よりもやせています。

なお、現代医学の病名は、非弁膜症性心房細動による心原性脳塞栓症で、つまり心臓に心房細動という不整脈があって、心臓の内腔で血液が固まりやすくなって血栓ができ、これが脳へ飛んで梗塞を起こしたのです。

患者妻「何だか以前とはすっかり別人みたいになってしまいました」

医「元気がない、と問診票にありますね」

患「はい……身体も思うように……ならないし、仕事もうまくいかないし、何だか……すべてが面倒くさくなってしまって」

妻「いつも家でグダグダ言ってばかりです。以前は全然こんなふうじゃなかったんですがね」

患「リハビリも結局……駄目だったし……」

医「おつらいでしょうね」

妻「先生、漢方で何とかなりませんでしょうか。身体はともかく、元気だけでも取り戻してくれれば……」

Jさんは、以前は活発な性格で、よく仲間とゴルフに行ったりして運動もしていたのですが、発症後にはいっさいそういうことができなくなり、筋力が低下しただけでなく、人と会うことが億劫になり、落ち込むことが多くなった半面、いきなり怒鳴ったりして感情のコントロールができにくくなったとも言います。

医「おつらいでしょうね」

次に切診に移ります。

医「脈の状態をみます……脈は元気がありませんね……それから不整脈もありますね。(〝沈細虚(ちんさいきょ)、結代(けったい)あり〟とカルテに書く)。ご自分では脈が飛んでいるのはわかりますか」

患　「はい……でももう慣れました」
医　「寝汗はありますか」
患　「はい……ときどきびっしょりです」
医　「そうですか……では、舌の様子も拝見しますね」
患　「……」
医　「（〝舌質暗淡、薄白苔、舌下静脈怒張〟とカルテに書く）。舌がしみたり、痛かったりはしませんか」
患　「ありません」
医　「おなかも拝見しましょうか。ここに横になってみてください」
患　「はい……」

がっちりとした骨格のわりには、おなかには力がありません。

医　「胃もたれとか下痢しやすいとか、ありませんか」
患　「はい……胃もたれはないですが、下痢は……しやすいです」
医　「押さえていて、痛いところ、苦しいところはありませんか」
患　「……押されると痛いです」
医　「（〝両側臍傍（さいぼう）に圧痛あり〟とカルテに書く）。ここは苦しくありませんか」

患　「……うっ……気持ち悪いです」

医　「(〝両側に胸脇苦満あり、左に強い〟とカルテに書く)。……はい、お疲れさまでした。ではお掛けになってください。ゆっくりで結構です」

✤Jさんの証を検討する

さて、Jさんの証はどのようなものになるでしょうか。これまでの症例を検討したときと同じように、漢方的に考えてみましょう。

✤気血の異常はあるか

Jさんは、望診と問診ですぐにわかったのですが、体格の変化と声や精神状態から「気」が不足していることが顕著です。寝汗(自汗)[*2]や下痢[*3]も、それから脈の様子もそれを支持しています。ただ、急に怒ったりするので、単なる気虚ではなく、気滞も起こっている(三四頁参照)と考えます。「血」の流れも悪そうです。手足を動かすのは気血がともに十分供給されているからで、麻痺がある時点で気血不足と考えます。筋肉もやせてきており、これは筋肉への栄養補給が足りない「失養(しつよう)」の状態とみることができます。

脈で結代がありますが、これは瘀血ととらえてよいでしょう。舌質暗淡、舌下静脈怒張、臍傍圧痛などもこれを支持します。そもそも心臓の血栓があったことから、これは瘀血体質と言えます。

以上により、気血両虚があり、気滞と瘀血もからんでいることがわかります。

✤「肝」の異常

五臓（三八頁参照）のひとつである「肝」は、全身の気血の流れを調節し、特に精神状態を正常に保つという機能があり、漢方では「肝は疏泄を主る」と言うのでした。リハビリがうまくいかない、怒りやすい、腹診の胸脇苦満から「肝気鬱結」があるでしょう。しかし、基本は抑うつ状態でしょうから、肝気虚と言えるでしょう。

✤脳卒中の診断と治療

気虚、特に肝気虚、血虚、瘀血とくれば、漢方では補気（補肝気）・補血・活血化瘀を行う漢方薬を選びます。このような場合には昔からよく**補陽還五湯**が用いられます。これは黄耆、当帰、赤芍、地竜*4、川芎、紅花、桃仁からなり、エキス製剤にないので煎じ薬で処方しました。Jさんはおなかが弱いこともあって、黄耆一〇g、当帰四g、芍薬四g、川芎三g、紅花一g、桃仁二g、大棗四g、茯苓四g、白朮四gとしました。黄耆は徐々に増やしていく計画です。

二週間後。

医「こんにちは。ご様子はいかがですか」

---

*2 勝手に汗が漏れてくること。気虚が著しいときによくみられます。
*3 脾の気が足りないために下痢になり、下痢になるために脾が気をつくれない、という悪循環に陥っているようです。
*4 ミミズを乾燥したもの。活血通絡（血液の流れをよくし、脳の働きを改善する）作用があります。

患「煎じ薬のにおいがきつくて、飲めません。すみません」

エキス製剤を希望されていることもあり、何とか工夫をして**十全大補湯**エキス＋**桂枝茯苓丸**エキスで代用することにしました。このほうがかえって「身体に優しい」処方になったかもしれません。

その後の経過です。

寝汗はすぐに治まりました。便が徐々に整いはじめ、少しずつ元気を取り戻してきました。半年ほど治療を続けたところで、十全大補湯を**補中益気湯**に代え、桂枝茯苓丸はそのまま続けました。合計二年ほど続けましたが、すっかり元気になられました。上下肢の動きはまだぎごちなさが残りますが、若干改善したという本人の弁がありました。

✤症例10のまとめ

肝脾両虚、血虚血瘀ととらえ、補気補血・活血化瘀を行う**補陽還五湯**を加減して、最初は煎じ薬で処方したのですが、飲めないためエキス製剤に切り替えて根気よく続け、二年ほど治療を行った人です。

補陽還五湯の名前ですが、全身の「陽気」を一〇とした場合、健康体ならば右半身：左半身は五：五となるところを、脳卒中などで「偏枯」（二〇八頁参照）となった場合は片側が〇になっていると考えます。いや、むしろ片側が〇になったために偏枯となっていると考えるのが自然でしょう。本例の場合は左半身が〇に近くなっているのです。そこで、本来の五に戻せば偏枯ではなくなりますから、五へと還すことにしよう、それが「還五」というわけです。

補陽還五湯でメインに作用するのは黄耆という生薬ですが、黄耆は漢方では、補気、止汗、排膿などの作用を持っています。本例では特に補気する目的で、一〇ｇから開始して徐々に三〇ｇくらいまで増やす予定でしたが、煎じ薬が飲めないために、エキス製剤に含まれる量（十全大補湯も補中益気湯も、一日あたりの換算で四ｇ）しか処方できませんでしたが、長期的に服用してもらうことで効果が出たのだと思われます。さらに黄耆は、これは私の使用経験に基づく印象ですが、毛細血管の働きを回復させるようです。毛細血管が豊富な腎臓、眼の網膜などの機能が黄耆によって回復したと思われる患者さんを何人もみてきました。

第六章　その他の生活習慣病

これまでみてきた生活習慣病については、高血圧（第一章）、脂質異常症（第二章）、糖尿病（第三章）がそれぞれ単独で、またはメタボリックシンドローム（中休み）として、動脈硬化を起こし、狭心症・心筋梗塞（第四章）、脳卒中（第五章）などの恐ろしい病気を引き起こすことをお話ししてきました。これらの生活習慣病は、一言で言えば「血管病」です。現代人、特に日本の人の命をおびやかす病気の多くはこの「血管病」ですから、これらの治療、予防がいかに大切かをご理解いただけたかと思います。

さらに、現代医学がこれだけ進歩している中で、漢方治療がこれらの病気にどのように関わっていくのか、漢方治療にどのような可能性があって、どのような限界があるのかについても、ご理解いただけたのではないかと思っています。

ところで、生活習慣病は「血管病」だけではありません。本章では、ほかの生活習慣病についても、漢方的にどうとらえ、どうアプローチしているのか、漢方の可能性と限界についてもひと通り触れておくことにします。

生活習慣病（再掲。傍線部はすでにお話ししたもの）

食習慣に関するもの……インスリン非依存型糖尿病（いわゆる2型糖尿病）、肥満、高脂血症（家族性のものを除く）、高尿酸血症、循環器病（先天性のものを除く）、大腸がん（家族性のものを除く）、歯周病など

運動習慣に関するもの……インスリン非依存型糖尿病、肥満、高脂血症（家族性のものを除く）、高

血圧症など
喫煙に関するもの……肺扁平上皮がん、循環器病（先天性のものを除く）、慢性気管支炎、肺気腫、歯周病など
飲酒に関するもの……アルコール性肝疾患など

高尿酸血症（痛風）

これは、まず漢方の出番はないのですが、生活習慣病の代表的なものですので、一応触れておきます。

高尿酸血症（痛風）のしくみ

我々の体内の細胞には遺伝子が入っていますが、それはＤＮＡ（デオキシリボ核酸）やＲＮＡ（リボ核酸）でできています。また、食物（特に糖分）から摂ったエネルギーは、細胞内ではＡＴＰ（アデノシン３リン酸）という物質に蓄えられます。ＤＮＡ・ＲＮＡやＡＴＰは食物を材料に体内でつくられるのですが、その前段階としてまずは肝臓が「プリン体」というものをつくります。これが

化学的に細工されてＤＮＡ・ＲＮＡやＡＴＰになります。

細胞はＤＮＡから情報を取り出して蛋白質をつくり、ＡＴＰを分解してエネルギーを取り出して使い、活動します。細胞が使命を終えて死滅すると、ＤＮＡ・ＲＮＡもＡＴＰも分解されて「尿酸」となります。

このように、

食物⇩プリン体⇩ＤＮＡ・ＲＮＡやＡＴＰ⇩尿酸

というサイクルができ上がっているのですが、尿酸は老廃物です。普通は腎臓へ運ばれ、文字通り尿から体外へ捨てられるのですが、①食物摂取が多かったり、あるいは②プリン体合成が過剰であったり、③ＤＮＡ・ＲＮＡやＡＴＰの分解が多かったり、④尿酸の尿への排泄が低下したりすると、尿酸が体内にたまってきます。そして血液中の濃度が上がります。これが**高尿酸血症**です。

右の①〜③のどれが起こっても、④が起こらなければ、すなわち体内に**尿酸が過剰**になってきたときに、尿からの排出がそれに従って増えれば、高尿酸血症にはなりません。逆に①〜③のどれも起こらなくても、④が起これば、高尿酸血症になります。

食物のうち、肉や魚の細胞はヒトの細胞とそれほど大きな違いはなく、プリン体、ＤＮＡ・ＲＮＡやＡＴＰを含みます。これらの食物（特にレバーや魚の干物など）を食べすぎると高尿酸血症になります。また、高エネルギー食物である糖分やアルコール（特にビール）をたくさん摂っても、Ａ

ＴＰがたくさんできますので、これも高尿酸血症になります。

さて、がんになったとします。治療でがんを切除する場合は問題になりませんが、血液のがんなどは化学療法を行うことが多く、いわゆる抗がん剤でがん細胞（および正常な細胞）を殺傷します。このとき、細胞から大量のＤＮＡやＡＴＰ、あるいはその分解物が出ます（腫瘍崩壊症候群）。それが腎臓の処理できる量を超えれば高尿酸血症になります。


一番多いのは④のタイプ、すなわち尿酸の排泄が低下しているケースと言われています。

尿酸が血液中に増えると、あちこちに沈着します。関節に沈着して炎症を起こすと、激しい痛みを伴う腫れが発生します。これがいわゆる**痛風発作**です。正確には**痛風関節炎**と言います。

尿酸が血液中に増えると、腎臓はこれを尿からどんどん排出しようとしますが、このとき尿中には尿酸が高い濃度で集まってくることになります。すると厄介なことに、尿酸が尿に溶けにくくなり、結晶塊をつくるようになります。まるで石のようです。これが腎臓の中にできると**腎結石**と言い、腎臓から膀胱までの間にできると**尿管結石**と言います。できる場所によって腰から下腹部にかけて激痛が走り、排出されるまで七転八倒が続きます。

高尿酸血症（痛風）の検査と治療、その意義

高尿酸血症自体には何の症状もありません。尿酸が血液中に増えているかどうかは、血液検査をしないとわかりません。

血液中の尿酸が七・〇mg/dl以上となる場合を高尿酸血症と呼んでいます。この値を超えると、痛風や腎結石、尿管結石が起こる確率がぐんと高くなります（頻度は低いのですが、この数値以下でも起こる場合もあります）。

痛風や腎結石、尿管結石は、痛いだけで済む問題ではありません。高尿酸血症が持続し、痛風発作が繰り返し起これば関節が破壊されていきますし、腎臓の機能障害が徐々に進行します。すると血圧が上昇して高血圧となり、本書の第一章でお話しした通り動脈硬化や心臓病、脳卒中を起こしやすくなりますし、腎臓のほうも最終的には腎不全となってしまい、生命維持ができなくなってしまいます。ですから高尿酸血症には治療が必要なのです。

治療としては、まず**食事を摂りすぎない**こと、**適度な運動をする**ことがすすめられます。この点は、高脂血症や糖尿病と同じと考えてよいでしょう。特に先に述べた食品類を避けるようにしましょう。

治療薬には、尿酸の合成を抑える薬（**尿酸合成阻害薬**＝アロプリノール、フェブキソスタット）と、排泄を促進する薬（**尿酸排泄促進薬**＝ベンズブロマロン、プロベネシド）とがあります。どちらがより適切なのかは詳しい検査によって判断しますが、排泄低下の人が多いのであれば、その人に尿酸排泄促進薬を投与すればよいではないか……というわけにはいきません。尿中に尿酸がどんどん排泄されると、それが原因で結石をつくってしまいます。結石ができないように治療をしているのに、結石をつくってしまってはどうしようもありませんが、かつてはこのようなことがよくみられたのです。現在は尿酸排泄促進薬には尿アルカリ化剤（クエン酸カリウム・クエン酸ナトリウム）を併用し、尿酸が結晶化しないように工夫がされています。

それでも不幸にして痛風発作が起こった場合は、**非ステロイド性抗炎症薬**（ナプロキセン、インドメタシン、オキサプロジン、プラノプロフェン）や**ステロイド性抗炎症薬**（プレドニゾロン、デキサメサゾン）などで抑えます。また、発作の前兆がある場合にはコルヒチンを用います。

痛風と漢方

痛風は、もともと身体が虚弱になっているところに風、寒、湿、熱などの邪気が侵入して気血の流れを停滞させ、関節でそれらが滞って、瘀血と痰が生じ、赤く腫れて痛むものと考えられています。「歴節風（れきせつふう）」「白虎歴節（びゃっこれきせつ）」などとも呼ばれます。『金匱要略』では「中風歴節病」とひとくくりに扱っており、いまで言う脳卒中による麻痺と、関節リウマチと痛風とを一部混同しているようです。治療は、腫れを抑えるくらいの内容にとどまっていて、現代医学が十分進んでいる今日では、ほとんどみるべきものがありません。

したがって、最初にお話しした通り、漢方の出番はないと私は考えますので、本書ではこれ以上のことは取り上げません。

慢性呼吸器疾患

慢性呼吸器疾患とは、鼻や気管支、肺に起こる慢性病で、たくさんの種類がありますが、現在頻度が高くて生活習慣病の要素が比較的強い気管支喘息と慢性閉塞性肺疾患（Chronic Obstructure Pulmonary Disease＝ＣＯＰＤ）についてお話しします。

1 気管支喘息

本書で紹介した病気の中で、漢方治療を私が行っている患者さんの数で言うと、気管支喘息が一番多いでしょう。漢方が比較的なじむ病気だと感じています。

気管支喘息とはどんな病気か

気管支喘息にはいくつかのタイプがありますが、主なものはほこり（ハウスダスト）やダニの抜け殻、猫や犬の毛など、身のまわりにあるものを吸い込んだとき、これらに対して気管および気管支（気道と総括します）が異常な免疫反応を起こして、炎症を起こすものです。

もちろん、これらを吸い込んだすべての人にこういう反応が起こるわけではなく、これらの物質に対して**アレルギー**を持つ（＝特異的ＩｇＥ抗体を持つ）人が、これら（アレルギーの原因物質＝**アレルゲン**と言う）を吸い込んだときにだけ、発作的に起こります。[*1]

この炎症は、特に肺末梢の細い気管支で起こります。そこまでアレルゲンが運ばれていきます。炎症が起こると、白血球のうち**好酸球**（こうさんきゅう）や**肥満細胞**が気管支の壁に浸潤し、気道の内壁がむくむために内腔が狭くなり、空気が通るたびにゼーゼーという音（**喘鳴**（ぜんめい））がし、息苦しくなってきます。

一時的な発作だけならば、炎症が起こって気管壁の細胞がやられても、また再生してもと通りになります（可逆的変化）。しかし炎症が慢性化して繰り返されると、壁の細胞が潰されては再生するというのを繰り返すことで、壁が徐々に分厚くなってくるとともに変形していき（**リモデリング**と言う）、非発作時でも気管支の内腔が狭くなっていき、もとの健康な気管支には戻らなくなってしまいます（非可逆的変化）。

喘鳴以外の症状としては、咳込み、痰、息切れなどがあり、発作が重症化すると**呼吸困難**になり、命に関わります。

気管支喘息を持つ人は年々増えており、現在は成人の五％ほどがかかっているのではないかと言われています。治療法の進歩により、喘息死の数は激減してきていますが、依然として重要な問題であることには変わりありません。

＊1　気管支喘息の起こるメカニズムについては、いまだにわかっていないことも多く、こういうアレルギーがからまない気管支喘息も決して少なくないことを補足しておきます。

気管支喘息は上記のアレルゲンのほか、喫煙・たばこの副流煙、車の排気ガス、気圧や気温の急激な変化、ストレスなどによって誘発・症状の悪化がみられることが多いので、これらを避けるのが望ましく、特にたばこは厳禁です。

✤アスピリン喘息

気管支喘息発作の一部は、解熱鎮痛薬のアスピリンで起こることが知られています。しかし、アスピリンがアレルゲンとなって起こるものではありません。別の様式で発症するのですが、詳しいことはまだよくわかっていません。アスピリン喘息とは言いますが、アスピリン以外の非ステロイド性抗炎症薬（ＮＳＡＩＤｓ）でも起こります。よく用いられるインドメタシン、ジクロフェナクなどにも要注意です。

症状としては、ＮＳＡＩＤｓの服用後まもなく、あるいは一時間以内に急激に喘息発作が起こります。しかもほとんどの場合が重症です。また、普段から副鼻腔炎や鼻ポリープを持っていることが多いとされています。

✤運動誘発性喘息

運動するときには、誰もが多少は息苦しくなるのですが、健康な人ならば喘息のような症状は起こしません。しかし、そういう発作を起こす病気もあり、これは運動誘発性喘息と呼ばれます。運動が引き金となるものです。

✤咳喘息

かぜをひいたあとなどに咳が持続することはしばしばありますが、二か月以上に及ぶ場合は、咳喘息である可能性があります。

通常の気管支喘息と異なり、胸の聴診では異常がなく、呼吸機能検査でもほとんど異常所見が認められないことも多いようです。治療せずにいると、いわゆる気管支喘息に移行する場合が少なくありませんので、これも要注意です。

気管支喘息の診断

気管支喘息は、発作時には症状が独特なので比較的わかりやすいのですが、非発作時には症状がないため、詳細な問診をします。また**呼吸機能検査**（スパイロメトリー）では非発作時でも機能低下が認められることが多いですし、**血液検査**では白血球のうち**好酸球数**が増えることが多く、**非特異的ＩｇＥ抗体**が上昇し、ほこり（ハウスダスト）やダニに対する抗体（**特異的ＩｇＥ抗体**）が陽性になることも多いです。これらの情報を総合的に判断して診断します。決していずれかの所見・検査結果だけで判断するものではありません。

気管支喘息の治療

先ほど気管支喘息は漢方が比較的なじむ病気だとお話ししましたが、それでも現代医学がファーストであることに変わりはありません。その治療法についてみていきます。

✤吸入ステロイド薬

気管支喘息の治療は、**吸入ステロイド薬**（inhaled corticosteroids＝ＩＣＳ）で炎症とアレルギー反応を抑える方法が中心となっています（抗炎症作用）。以前はステロイド薬を内服することがよくあり、全身性の副作用も問題になりましたが、ＩＣＳは気管支から肺にとどまってほとんど全身へはまわりませんので、そういう副作用は著しく減りました。

✤β_2刺激薬

ＩＣＳに、同じ吸入薬タイプでも、気管支拡張作用のある**長時間作用型吸入β_2刺激薬**（long-acting beta antagonists＝ＬＡＢＡ。サルメテロール、ホルモテロールなど）が併用されることが多いのですが、最近はＩＣＳ＋ＬＡＢＡの二つを混合した吸入薬（抗炎症薬＋気管支拡張薬）が主流となりつつあります。

以前よく用いられていた短時間作用型吸入β_2刺激薬（short-acting beta antagonists＝ＳＡＢＡ。サルブタモール、プロカテロール、フェノテロールなど）は、即効性はあるけれども気管支拡張作用が持続しないため、現在ではＩＣＳ＋ＬＡＢＡ治療中の場合に、ほぼ発作時のみに併用する程度に用いられています。

吸入薬は以上が主なものです。ほかにも**吸入抗コリン薬**（イプラトロピウム、チオトロピウムなど）も用いられることがあります。

✤抗アレルギー薬

内服薬は、軽症の場合や、ＩＣＳが使用困難な場合に用いられることがあります。代表的なものに、ロイコトリエン受容体拮抗薬（プランルカスト、モンテルカストなど）があります。

✤テオフィリン製剤

テオフィリンは気管支拡張作用と抗炎症作用を合わせ持つので、以前は気管支喘息治療の中心的薬物でした。しかし、動悸、吐き気、手の震え、痙攣、不整脈などの副作用があり、ほかの薬物と相互作用を起こす場合も少なくないので、ＬＡＢＡが登場した現在ではあまり用いられなくなってきています。

✤抗ＩｇＥモノクローナル抗体

最近では、いろんな免疫病やがんの治療に「分子標的薬」が用いられてきていますが、重症の喘息には**抗ＩｇＥモノクローナル抗体**（オマリズマブ）が開発され、注射薬として実用に供されています。これは文字通りＩｇＥに結合するものです。ハウスダストやダニに対するＩｇＥは、前述のように気管支喘息の引き金になるのでした。これを直接ブロックするのが抗ＩｇＥモノクローナル抗体なのです。

漢方薬も、軽症・中等症の気管支喘息の患者さんに対し、補助薬として用いることがあります。

気管支喘息の漢方的なとらえ方

気管支喘息は漢方的には「哮病（こうびょう）」と呼ばれます。「哮（こう）」とはのどで喘鳴がすることを、「喘（ぜん）」は呼吸困難のことをそれぞれ指しますが、哮があれば普通は喘を伴うので（逆は必ずしもそうではない）、合わせて「哮喘」と呼ばれることもあります。

哮喘は、漢方で言う「肺」に痰がもともとたまっている人に起こるとされています。痰の蓄積は、肺そのものの機能低下にもよりますが、「脾」や「腎」の機能が低下した場合にも起こります。「気」は肺と「脾」との協調によって生まれるので、「脾」の機能が落ちること（脾虚。症例3および症例

6を参照）によっても減少します。そこに感冒や飲食、疲労、精神的ストレスが誘因となって、「脾」が全身へ運ぶはずの水がたまって、痰となり、痰が気道をふさぎ、肺に気が降りていかなくなり（肺失粛降）、上逆するようになって、喘息症状が起こるとされています（図32）。

腎にはいろいろな機能がありましたが（三九頁参照）、呼吸に関しては「納気」、すなわち肺が吸い込んだ気を引き下ろすという機能があります。腎を傷めつけるようなこと、すなわち過労や不規則な生活、ストレスなどが重なると、より腎虚になり、肺失粛降を起こし、喘息症状が起こりやすくなります。*2

図32

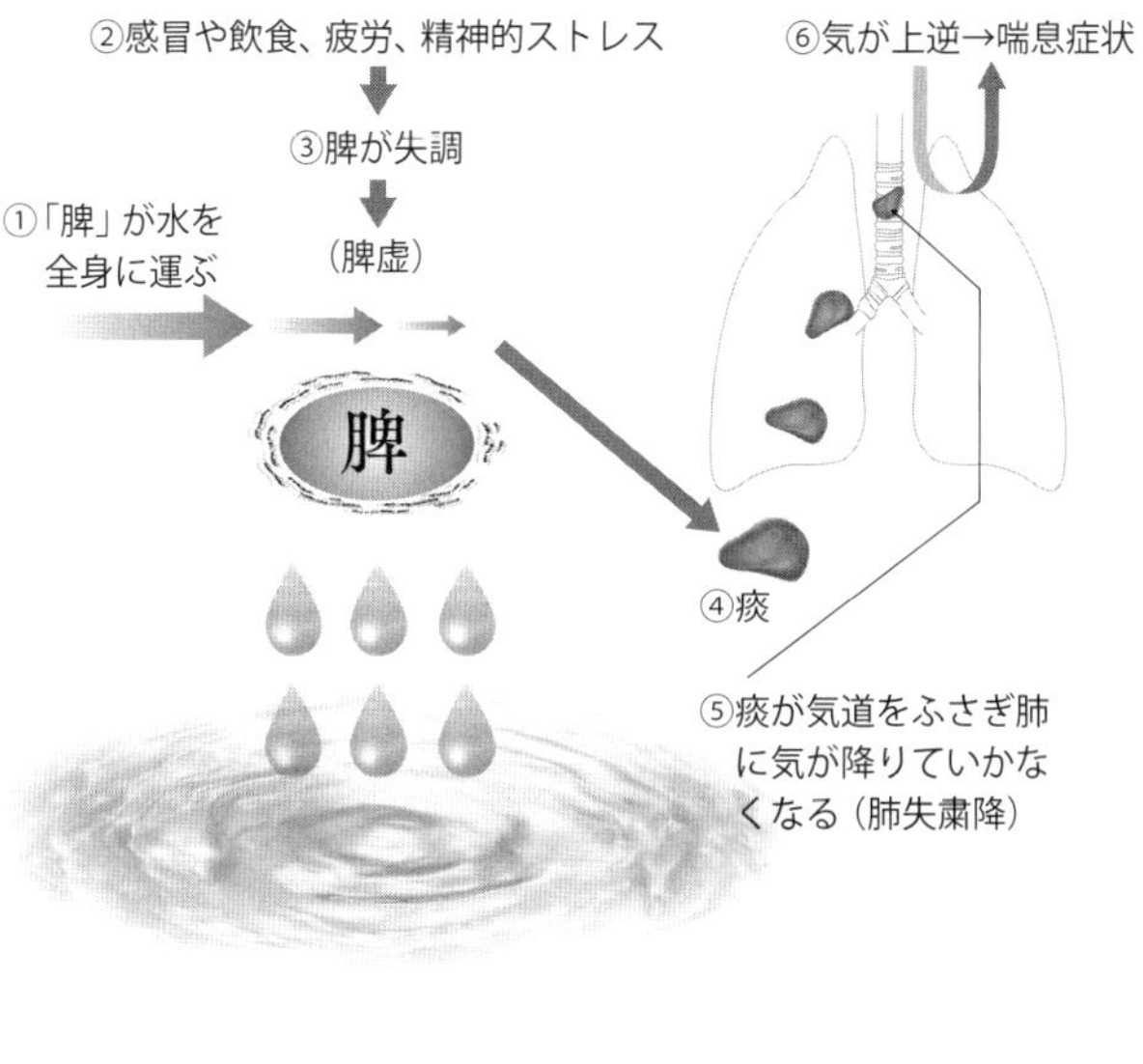
②感冒や飲食、疲労、精神的ストレス
③脾が失調
（脾虚）
①「脾」が水を
全身に運ぶ
脾
⑥気が上逆→喘息症状
④痰
⑤痰が気道をふさぎ肺
に気が降りていかな
くなる（肺失粛降）

*2　このほか、相生理論（三九頁参照）でみたように、脾は肺の母で、腎は肺の子でしたから、脾が病むと肺も病み（「母病及子」と言う）、腎が病むと肺の気を奪い取って肺の機能が落ちる（「子盗母気」と言う）、という説明もなされます。

気管支喘息の漢方的な治療

喘息発作が起きているときには**麻黄湯**、**小青竜湯**、**麻杏甘石湯**、**神秘湯**、**五虎湯**などが用いられます。いずれも**麻黄**を使った処方であり、麻黄には気管支拡張作用や喘鳴を抑える（定喘）作用があります。現代医学でもその主成分エフェドリンは気管支拡張薬としてよく知られています。これらは漢方で言うところの標治（六〇頁参照）です。

非発作期には、肺・脾・腎の作用を適宜補います。**麦門冬湯**、**苓甘姜味辛夏仁湯**、**柴朴湯**、**六君子湯**＊3、**八味地黄丸**（**八味丸**）＊4などがそれぞれの目的でよく用いられます。これらは漢方で言うところの本治（六〇頁参照）または標治＋本治と言えるでしょう。それと同時に、これらの漢方薬には直接痰を消す作用（化痰作用）があります。生薬では茯苓、半夏、陳皮などにそういう作用があります。

2 慢性閉塞性肺疾患（COPD）

汚れた空気を長い間吸い続けていると、肺にはよくありません。特にたばこ、化学物質、粉塵などを吸い続けている人に起こりやすいと言われているのが慢性閉塞性肺疾患（chronic obstructive pulmonary disease＝ＣＯＰＤ）です。以下、ＣＯＰＤの略語を用いて話を進めます。

ＣＯＰＤというのは一九六〇年代に登場した比較的新しい言葉で、それ以前に慢性気管支炎、肺気腫などと言われてきた病気を総称したものです。たばこの煙、化学物質、粉塵などが肺、特に気管支の慢性的炎症を起こし、咳や痰が続くほか、気管支から肺胞[*5]が破壊されていくために、あたかも気管が閉塞したかのように、空気が十分に吸入・呼出できなくなったり（だから閉塞性と言う）、肺胞における酸素と二酸化炭素のガス交換がうまくいかなくなったりして、呼吸が徐々に困難となり、生活の質（quality of ife＝ＱＯＬ）を著しく落とします。呼吸困難は特に身体を動かして酸素が多く必要になったときに出やすいので、労作時呼吸困難と呼ばれます。

これらのＣＯＰＤによる病的変化は、気管支喘息の初期のような可逆的なものではなく、どんどん進行し続ける非可逆的なもので、ひいては命に関わります。不名誉なことに、ＣＯＰＤは全死亡原因の一〇位にランク入りしているという重大な病気です。

ＣＯＰＤの患者さんの大部分は喫煙者だと言われており、ほぼ生活習慣病と言えるでしょう。わが国では喫煙者は年々減少していますが、このまま大気汚染が進めば、喫煙以外によるＣＯＰＤが増加します。最近では、国外からのＰＭ２・５などの飛来によってＣＯＰＤが増えるのではないかとも懸念されています。

＊3　保険適用外。
＊4　同じく保険適用外。
＊5　気管支が分枝していった最後についている小さな袋状の組織のこと。ここで、空気と血液との間で酸素と二酸化炭素のガス交換が行われます。

ＣＯＰＤの診断

長期にわたる喫煙歴や、職業上の化学物質への曝露などの情報と、咳、痰、労作時呼吸困難などの症状からＣＯＰＤは疑われますが、最終的には気管支喘息の診断に用いたスパイロメトリー（呼吸機能検査）で診断します。このとき、同じような症状や検査結果をきたすほかの病気を除外しておくことが大切です。そのために胸部Ｘ線撮影やＣＴなどを行うことがほとんどです。

ＣＯＰＤの治療

ＣＯＰＤは非可逆的に進行していく病気で、現時点では根本的に治すことができません。したがって、いかに進行を遅らせ、食い止めるか、いかに症状やＱＯＬを維持し改善するかに重点が置かれることになります。

禁煙外来

まずは、発症と進行の原因を避けることです。実際は喫煙が最多なので、禁煙の徹底が必要です。最近では「禁煙外来」もあちこちに設けられており、健康保険が適用されることも多いので、これを利用するのもよいでしょう。

気管支拡張薬

気管支喘息のところでお話しした気管支拡張薬が用いられます。長時間作用型吸入β_2刺激薬（LABA）や長時間作用型吸入抗コリン薬（long-acting muscarinic antagonists＝LAMA）、およびこれらの併用、もしくはLABA＋ICSが使用されます。テオフィリン薬も場合により使用されます。

気管支喘息の治療とまったく同じようにみえますが、COPDはアレルギーではないので、抗アレルギー薬は基本的に用いられません。ここは気管支喘息と異なるところです。

薬以外の治療法

COPDになると呼吸がしづらくなるので、腹式呼吸や口すぼめ呼吸などの**呼吸リハビリテーション**（呼吸訓練）を行います。また、基本的に体力が落ちている場合が多いので、適度な栄養を摂り、適度な**筋力トレーニング**を行うなど全身的なフォローが必要です。

進行例には**酸素療法**や、人工呼吸器を用いた**換気補助療法**、さらには、炎症で膨張してしまった肺を一部切除して呼吸をしやすくする手術（肺容量減少手術）が行われることもあります。

このほか、ＣＯＰＤを持っている人は呼吸器感染症にかかりやすいので、肺炎球菌やインフルエンザに対する**予防接種**がすすめられています。

漢方薬も、軽症・中等症のＣＯＰＤの患者さんに対し、補助薬として用いることがあります。

ＣＯＰＤの漢方的なとらえ方

ＣＯＰＤは漢方的には「肺張（はいちょう）」と呼ばれます。肺張は、漢方で言う「肺」の病気ですが、長引く咳（久咳（きゅうがい））[*6]、気管支喘息（久喘（きゅうぜん）・久哮（きゅうこう））、肺結核（肺癆（はいろう））など各種の慢性呼吸器病（一括して「肺病」）が持続して起こるものと考えられています。肺病が遷延すると肺の働きが低下します（肺気虚）。そうすると痰が吐き出されなくなって蓄積してきます。肺の気は、皮膚にもめぐり「衛気（えき）」と呼ばれます。衛気は、身体を外部の邪から守る働きも持っていますので、肺気虚になると衛気の低下（衛気失調）にもつながり、邪が侵入しやすくなり、たびたび久咳、久喘、久哮、肺癆などの呼吸器感染症を起こします。悪循環を繰り返すわけです（図33）。

肺気虚の原因はほかにもあります。たまたま強力な邪の侵入を受け、そこから衛気失調→肺気虚……となることもあります。

「気」は肺と「脾」との協調によって生まれるので、「脾」の機能が落ちることによっても減少します。

さらに、高齢になると誰でも「腎」の働きが低下してきます（腎虚。症例4を参照）。腎には「納気」、すなわち肺が吸い込んだ気を引き下げるという機能があります（図33）。こういう理由で、高齢者は健康であっても若いころよりは自然に呼吸機能が低下するのです。そこに腎を傷めつけるようなこと、すなわち過労や不規則な生活、ストレスなどが重なると、より腎虚になりやすくなるのです。[*7] このあたりは、気管支喘息とかなり似たメカニズムだと漢方的には考えられています。

＊6　漢方では、慢性病のことを久病と言います。読んで字の通りです。

＊7　二三三頁の注＊2参照。

図33

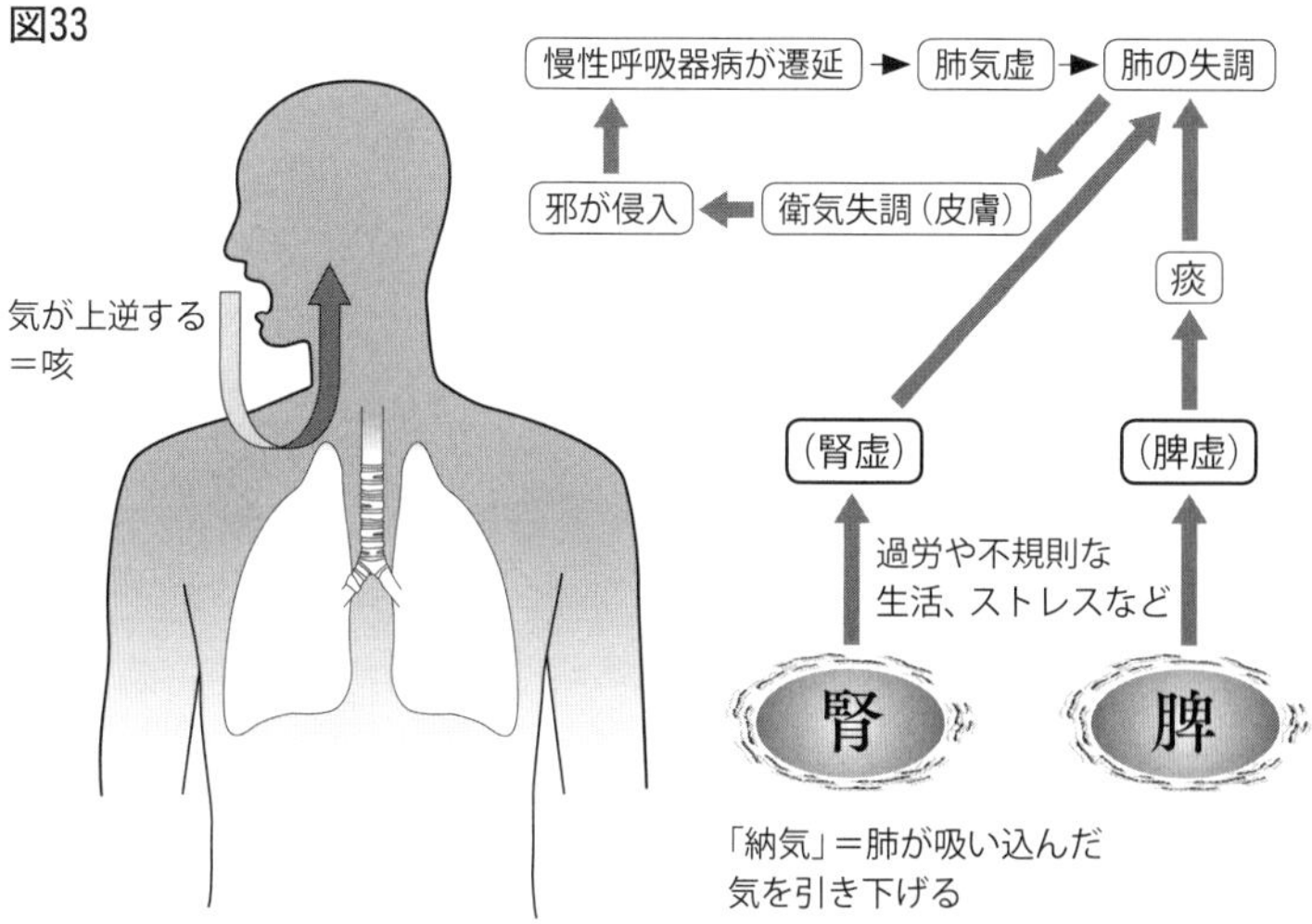

COPDの漢方治療

標治（六〇頁参照）として、水のような薄い透明な痰が多い場合には、**小青竜湯**、**麻黄附子細辛湯**、**半夏厚朴湯**〈※〉などがよく用いられます。逆に、濃い粘り気のある色のついた痰が多い場合には、**麻杏甘石湯**〈※〉、**神秘湯**、**清肺湯**〈※〉、**竹茹温胆湯**〈※〉などが用いられます。

本治（六〇頁参照）として、肺・脾・腎の作用を適宜補います。**麦門冬湯**、**参蘇飲**〈※〉、**苓甘姜味辛夏仁湯**、**滋陰至宝湯**〈※〉、**滋陰降火湯**〈※〉、**柴朴湯**、**六君子湯**〈※〉、**八味地黄丸**（**八味丸**）〈※〉などがよく用いられます（※印は気管支炎の保険適用外）。

おわりに——漢方は現代医学の名脇役

本書をお手に取っていただき、どうもありがとうございました。

前著の『はじめての漢方医学』『治りにくい病気の漢方治療』に引き続き、この『生活習慣病の漢方内科クリニック』はシリーズ三冊目ですが、それぞれ、

☑ かぜ・腹痛・下痢・頭痛など、日常的によくみられる病気
☑ アトピー性皮膚炎・不妊症・膠原病など、治療が難しいと言われている病気
☑ 高血圧・脂質異常症・糖尿病・心筋梗塞・脳卒中など、生活習慣病全般

について、

▽漢方ではこれらをどういうふうにとらえてどう治療するのか
▽最新の現代医学ではそれぞれどういう検査や治療を行っているのか
▽漢方と現代医学の兼ね合いについてはどうか

というところに重点を置いて執筆しました。いずれの本でも、漢方に関心のある一般の方を対象に、易しい記述を心がけました。その一方で、専門的な事項もあえて盛り込み、漢方や医学を専門にしない方々にも本格的な内容を提供できるよう努めました。おかげさまで、一般の方はもちろん、現

在漢方治療を受けておられる方々、医学生や薬学生、医師、薬剤師の方々など幅広い分野の方々にお読みいただいており、筆者にとっては望外の喜びです。誠にありがとうございます。

✤生活習慣病の治療の本質とは

さて、本文中でも引用しましたが、漢方の古典に『黄帝内経』があります。紀元前二世紀頃に書かれた医学書ですが、その内容がほとんど現在でも通用するため、漢方を学ぶ上では必修の書物です。その冒頭に「上古天真論編」という章があります。意訳してご紹介します。

黄帝　「余が聞くところでは、昔の人は百歳でもかくしゃくとしていたらしい。今の人は五〇歳でもみんな衰えている。時代のせいか、それとも人が何かを失ったのか」

岐伯　「昔の人は自然の法則を熟知し、飲食に節度があり、起居も規則正しく、みだりに働いたりしなかったので、心身ともに健康で、天命を尽くし百歳を超えることができたのです。しかし現代人は、快楽主義で生活に節度がなく、酒は飲むわ、過労にはなるわ、酔って性行為をするわで、精気が枯渇するので、五〇歳でも衰えるのです」

いかに生活習慣を守ることが大切かが、しっかりと書かれていますね。だから漢方医は、普通の医師よりもさらに生活習慣を整えることにうるさいのです。

もう一例、『難経（なんぎょう）』という医書をご紹介します。その第七十七難にはこうあります。

「未病を治すというのは、たとえば肝の病をみて、これが脾に伝わることを知っていれば、まず脾気を充実させ、脾が肝の邪を受けて発病しないようにする。これができる者が上級の医者です。並の医者は、肝の病をみてもこれが脾に伝わることを知らず、ただ懸命に肝の病を治そうとします。これはすでに起こった病を治しているだけです」

病は発病前に食い止めよ、ということです。兵法書『孫氏』の謀攻篇にも、

「百戦百勝というのは最善ではない。戦わずして勝つことこそが最善なのだ」

とありますが、これも同じことを言っているのですね。

この本では、生活習慣病の治療について、現代医学と漢方の両方の視点から書いてきましたが、いずれの医学であっても、治療を云々するのは最上の方策ではないようです。何よりも予防が大切であること、そもそも発病しないようにすることこそ、実は最上の「治療」であることを、最後に強調して筆をおきたいと思います。

二〇一七年三月

著者しるす

山野繁ほか「血清脂質および脳循環に対する大柴胡湯の効果――エラスターゼとの比較」漢方と最新治療4、p309-313、1995

Kim CK, et al. Effects of Atractylodes macrocephala Koidzumi rhizome on 3T3-L1 adipogenesis and an animal model of obesity. J Ethnopharmacol 137: 396-402, 2011.

Jiao P, et al. Lipase inhibition and antiobesity effect of Atractylodes lancea. Planta Med 80: 577-582, 2014

我妻恵ほか「清心蓮子飲による糖尿病治療の臨床試験成績」日本東洋医学雑誌45、p339-344、1994

佐藤祐造「21世紀の漢方医学――生活習慣病予防治療の新しい可能性を求めて」日本東洋医学雑誌62、p1-16、2011

Hattori K, et al. Hierarchical differences in body composition of professional Sumo wrestlers. Ann Hum Biol. 26: 179-184, 1999.

落合淳ほか「心原性脳塞栓に対する五苓散の脳浮腫の予防効果の検討」SCIENCE OF KAMPO MEDICINE 39、p50-52、2015

Oki K, et al. Human-induced pluripotent stem cells form functional neurons and improve recovery after grafting in stroke-damaged brain. Stem Cells 30: 1120-1233, 2012.

Wu S, et al. Short-term exposure to high ambient air pollution increases airway inflammation and respiratory symptoms in chronic obstructive pulmonary disease patients in Beijing, China. Environ Int. 94: 76-82, 2016.

■ウェブサイト

生活習慣に着目した疾病対策の基本的方向性について（意見具申）
http://www1.mhlw.go.jp/houdou/0812/1217-4.html

生活習慣病を知ろう！
http://www.smartlife.go.jp/disease/

高血圧治療ガイドライン2014　電子版
http://www.jpnsh.jp/download_gl.html

日本大相撲協会
http://www.sumo.or.jp/

厚生労働省　平成27年（2015）人口動態統計（確定数）の概況　第6表
http://www.mhlw.go.jp/toukei/saikin/hw/jinkou/kakutei15/ dl/10_h6.pdf

厚生労働省　平成26年国民健康・栄養調査報告
http://www.mhlw.go.jp/bunya/kenkou/eiyou/dl/h26-houkoku.pdf

参考文献

■書籍

日本糖尿病学会編『糖尿病治療ガイド2016-2017』文光堂、2016
浦部晶夫ほか編『今日の治療薬2017 解説と便覧』南江堂、2017
福井次矢ほか編『今日の治療指針 2017年版』医学書院、2017
小川聡ほか編『内科学書 改訂第8版』中山書店、2013
入江祥史『はじめての漢方医学――漢方治療と漢方薬のはなし』創元社、2008
入江祥史『治りにくい病気の漢方治療――アトピー・不妊症・喘息から不定愁訴まで』創元社、2010
入江祥史『寝ころんで読む傷寒論・温熱論』中外医学社、2017
日本漢方協会学術部編『傷寒雑病論――「傷寒論」「金匱要略」』東洋学術出版社、2000
南京中医学院医経教研組編、石田秀実監訳、島田隆司ほか訳『現代語訳 黄帝内経素問（上・中・下巻）』東洋学術出版社、1991
南京中医薬大学編、石田秀実、白杉悦雄監訳、白杉悦雄ほか訳『現代語訳 黄帝内経霊枢（上・下巻）』東洋学術出版社、1999
南京中医学院医経教研組編、戸川芳郎監訳、浅川要訳『難経解説』東洋学術出版社、1987
金谷治訳注『新訂 孫子』岩波書店（文庫）、2000

■論文・報告書

佐々木淳ほか「本態性高血圧症に対する大柴胡湯および釣藤散の効果」臨床と研究70、p1965-1975、1993
金子仁ほか「黄連解毒湯・紅参併用療法の検討」The Ginseng Review 12、p89-93、1991
並木隆雄「漢方薬の動脈硬化に対する基礎的および臨床的検討」上原記念生命科学財団研究報告集21、p60-63、2007
許鳳浩ほか「漢方薬の代謝への作用の個人差――防風通聖散の二重盲検ランダム化比較試験」東方医学28、p37-59、2012
高島敏伸ほか「プロブコールと大柴胡湯の併用療法――大柴胡湯のＨＤＬ代謝に対する影響」動脈硬化21、p47-52、1993
佐々木淳ほか「高脂血症に対する大柴胡湯の効果――クリノフィブラートとの比較」臨床と研究68、p3861-3871、1991

索引（太字は漢方方剤・生薬名）

あ

か

ま

や

ら

わ

〈著者略歴〉

入江祥史（いりえ・よしふみ）

一九六五年長崎県生まれ。大阪大学大学院医学研究科博士課程修了（医学博士）。大阪大学医学部付属病院、ハーバード大学研究員、慶應義塾大学講師、証クリニック吉祥寺院長などを経て現在、府中駅前クリニック内科／東邦大学客員講師（東洋医学）。日本内科学会認定総合内科専門医・日本東洋医学会認定漢方専門医。著書『はじめての漢方医学』『治りにくい病気の漢方治療』（創元社）、『絵でわかる漢方医学』（講談社）、『漢方・中医学講座（全7巻）』（医歯薬出版）など多数。

生活習慣病の漢方内科クリニック
——高血圧・糖尿病・肥満から狭心症・脳卒中・痛風・喘息まで

二〇一七年四月二〇日　第一版第一刷発行

著　者　入江祥史
発行者　矢部敬一
発行所　株式会社 創元社
〈本　社〉〒五四一-〇〇四七
大阪市中央区淡路町四-三-六
電話（〇六）六二三一-九〇一〇㈹
〈東京支店〉〒一六二-〇八二五
東京都新宿区神楽坂四-三　煉瓦塔ビル
電話（〇三）三二六九-一〇五一㈹
〈ホームページ〉http://www.sogensha.co.jp/
印刷　図書印刷

ISBN978-4-422-41094-4 C0047